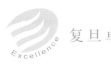

复旦卓越·医学职业教育教材

U0259916

卫生技术与护理专业系列创新教材

总主编 沈小平

循证护理

Evidence-Based Practice In Nursing

主　编	沈小平（美）	上海思博职业技术学院
	Elizabeth Barker（美）	美国俄亥俄州立大学护理学院
	郎思旭	上海思博职业技术学院
副主编	叶　萌	上海思博职业技术学院
	彭幼清	同济大学附属东方医院
	刘远慧（加拿大）	上海思博职业技术学院
编　者（以姓氏笔画为序）		
	Elizabeth Barker（美）	美国俄亥俄州立大学护理学院
	田艳萍	新疆医科大学第五附属医院
	叶　萌	上海思博职业技术学院
	刘远慧（加拿大）	上海思博职业技术学院
	孙克莎	上海交通大学附属精神卫生中心
	沈小平（美）	上海思博职业技术学院
	张　默	上海思博职业技术学院
	周文琴	上海中医药大学附属龙华医院
	周如女	同济大学附属东方医院
	杨　姮	上海中医药大学附属龙华医院
	杨晓莉	复旦大学附属华山医院
	郎思旭	上海思博职业技术学院
	颉海霞	上海思博职业技术学院
	彭幼清	同济大学附属东方医院
	蒋　红	复旦大学附属华山医院
	穆传慧	上海思博职业技术学院

复旦大学出版社

高等职业技术教育创新教材系列丛书
编委会

序 言

·循证护理·

　　本人在医学教育领域内学习工作了40年,其中在白求恩医科大学12年,上海交通大学附属第六人民医院3年,美国俄亥俄州立大学医学院15年,直至回国创办上海思博职业技术学院卫生技术与护理学院已10年。从国内的南方到北方,从东方的中国又到西方的美国,多年来在医学院校的学习、工作经历使我深深感到,相关医学类如护理专业的教材编写工作是如此重要,而真正适合国内医学护理高职高专院校学生的教材却并不多见,教学效果亦不尽如人意。因此,组织编写一批实用性、应用性较强的高等职业技术教育创新系列教材的想法逐渐浮出台面,并开始尝试付诸行动。本人主编的《多元文化与护理》和《护理信息学》两本书作为高等职业技术教育创新教材先后由人民卫生出版社正式出版,又在复旦大学出版社总主编一套护理创新系列教材,并主编本书《循证护理》教材。为使本教材更加与国际循证护理的研究与实践接轨,我邀请了多年的老朋友、美国俄亥俄州立大学护理学院循证护理学教授 Elizabeth Barker 博士共同合作,并同本院郎思旭老师一起组织国内有关院校教师开始了编写工作。

　　循证护理在我国还是一个比较新的领域,近10多年来有了一定的发展,尤其是中国第一家 Joanna Briggs 循证护理合作中心于2004年在复旦大学护理学院成立以来,已逐渐引起国内护理教育界的重视。虽然目前国内大多数护理院校已对研究生开设了《循证护理》课程,但对本科生还很少开设,更不用说高职高专学生了,相应的实用性应用性教材也较少见。目前,循证医学已成为医疗领域发展的主流,循证护理使护士以最新最科学的方法实施治疗方案,对于一名现代护士来讲,掌握循证护理尤为重要。因此,编写一本与国际接轨的实用性、应用性较强的适合高等医学院校护理专业学生和现代化医院护士需求的《循证护理》教材势在必行。根据课程学习的需求,本书第一篇为"总论",阐述循证护理的基本理论和方法;第二篇为"循证护理在临床实践中的应用",主要阐述循证护理在妇产科、精神科、中医科、整体护理、多元文化护理和临床营养支持中的应用;第三篇为"循证护理在北美地区的应用",以中英文双语形式阐述循证护理在北美地区的研究和应用,并作为国内教师和学生了解参考使用。

　　本书的编写得到了上海思博职业技术学院、美国俄亥俄州立大学护理学院和兄弟院校广大教师以及各教学实习医院有关专家学者的大力支持和帮助,特别是复旦大学出版社的鼓励和帮助,在此一并表示衷心的感谢!鉴于我院建院历史较短,教学经验水平有限,加之本人才疏学浅,本书一定存在许多不足之处,恳请读者批评指正。

沈小平

2013年5月于上海

目 录

· 循 证 护 理 ·

第一篇 总 论

第二篇 循证护理在临床实践中的应用

第三篇　循证护理在北美地区的应用

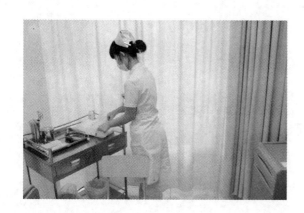

第一篇
总 论

第一章 循证护理概论

循证护理(evidence-based nursing，EBN)是受循证医学的影响而产生的护理学科新领域。1991 年加拿大学者 Guyatt 最先使用循证医学(evidence-based medicine，EBM)这一术语，1992 年加拿大 David L. Sackett 等对循证医学的概念进行了整理和完善，其核心思想是慎重、准确、明智地应用当代最佳证据，为个体患者医疗作出决策。为纪念英国流行病学家 Archie Cochrane，1993 年英国成立了 Cochrane 协作网，对医学文献进行系统评价。目前，循证医学已发展为循证卫生保健(evidence-based healthcare)，不仅在医疗领域，还在护理、公共卫生领域也发展了依据实证来决策的新理念。循证医学的产生既发扬了西方自然科学研究与理性的传统，又体现了现代医学对患者个人价值观和期待的重视。

第一节 循证医学概述

一、循证医学概念

循证医学是当今世界医学领域最重要、最活跃、最前沿的新兴学科。*The Lancet* 把循证医学比作医学实践中的人类基因计划。*The New York Times* 将它称为 80 个震荡世界的伟大思想之一。*The Washington Post* 称之为医学史上又一最杰出的成就，将会彻底改变 21 世纪医学模式。它的形成和发展对医学研究，尤其是临床医学研究，以及医学教育、卫生事业管理和医学信息研究产生了巨大的影响，被誉为 21 世纪的临床医学。现在美国 70% 以上的高校开设循证医学课程，澳大利亚将循证医学纳入医学生的必修课。

David L. Sackett 教授将循证医学定义为"慎重、准确和明智地应用当前所能获得的最佳临床研究证据，同时结合临床医生的个人专业技能和多年临床经验，考虑患者的价值和愿望，将三者完美地结合，制订出患者的治疗措施"。

循证医学是遵循证据的临床医学，即临床医生对患者的治疗应基于当前可得的最佳研究证据，结合自己的临床实践经验和专业知识技能，并尊重患者的选择和意愿作出的临床治疗决策。强调最佳证据、专业知识和经验、患者需求三者的结合，并且指出三者缺一不可，相辅相成，共同构成循证医学的主体。医学的循证化要求临床医生从更多方面来把握疾病、把握医患关系。其结果是医生和患者形成诊治联盟，使患者获得最好的临床结果和生命质量。

最佳的证据来自医学基础学科和以患者为中心的临床研究。临床实践是指应用临床技能和经验,医生能够迅速地确定每一个患者的健康状况、疾病的诊断、可能进行治疗措施的利与弊。循证医学强调临床医生应在仔细采集病史和体格检查的基础上,根据临床实践中需要解决的问题,进行有效的文献检索,并对其进行评价,找到最适宜和有力的证据,通过严谨的判断,将最适宜的诊断方法、最精确的预后估计及最安全有效的治疗方法用于对每个具体患者的服务。总之,任何临床医疗决策的制定都应建立在客观的科学研究证据基础上。

循证医学提倡将个人的临床实践和经验与从外部得到的最好的临床证据结合起来,为患者的诊治作出最佳决策,这是一个医生必须具备的基本条件。忽视临床实践经验的医生即使得到了最好的证据也可以用错,因为最好的临床证据在用于每一个具体患者时,必须因人而异,结合临床资料进行取舍;而如果缺乏最好、最新的外部证据,临床医生可能采用已经过时的旧方法,给患者造成损害。循证医学倡导的有根据地对患者进行医疗服务,将医学研究结果用于临床实践的做法已被广大医务人员和患者所接受。

二、循证医学的基本思想

任何医疗决策的确定,都要基于临床科研所取得的最佳证据,即无论临床医生确定治疗方案和专家确定治疗指南,都应依据现有的最佳证据进行;证据是循证医学的基石,其主要来源是医学期刊的研究报告,特别是临床随机对照试验(randomized controlled trial, RCT)的研究成果,以及对这些研究的 Meta 分析(荟萃分析)和系统综述(systematic review, SR);运用循证医学思想指导临床实践,最关键的是根据临床所面临的问题进行系统的文献检索,了解相关问题的研究进展,对研究结果进行科学评价,以获得最佳证据。

三、循证医学产生的背景

1. 现代医学实践中存在的问题和矛盾　将动物实验中得到的结论直接用于临床的疗效与安全性的矛盾;将分散、个别的观察性研究或经验方法在临床上推广,以致临床上的诊治手段相互矛盾;单纯依据病理生理机制推论的临床疗效与实际效果间的矛盾;以症状及生物学指标改善的评估体系与预后不佳的矛盾;微观研究结果与宏观疗效间的矛盾。

2. 日益尖锐的卫生经济学问题

(1) 医疗费用增长过快:如 1980～2005 年,我国平均门诊费用增长 77 倍,平均住院费用增长 116 倍,而同期居民可支配收入仅增长 16 倍。

(2) 卫生资源配置条块分割、重复建设、利用率低:1992～1995 年共引进 γ 刀 13 台,而整个欧洲只装备 1 台;γ 刀最佳适应证为颅内良性肿瘤,而我国用于治疗恶性肿瘤的比例高达 30%。

(3) 一些高新技术在不具备条件的地方被滥用;低效、无效的"新技术"泛滥;效果相近但费用高的所谓新技术滥用;任意扩大新技术的应用范围;陈旧、无效、落后的技术继续在使用(SBU 采用 Rand 公司的"适用性测评方法"对瑞典 2 800 例持续性心绞痛接受旁路手术和经皮腔内证状动脉成形术者进行评价:旁路手术中 78% 符合适应证,10% 不符合,12% 未定;经皮腔内冠状动脉成形术中 32% 符合适应证;38% 不符合;30% 未定)。

(4) 药物滥用现象十分严重。

3. 繁忙的临床工作与知识更新的矛盾日益突出　每年 200 多万篇医学文献发表在 2 万多种杂志上,年增长率达 6%～7%。1980～1998 年中医及中西医结合 13 种核心期刊中属

RCT 者占 0.1%,临床对照试验占 7.7%,双盲占 2.2%,主要集中在中西医结合类杂志,多数缺乏正确的统计方法,样本数小,不良反应观察很少,常缺乏客观指标,极少有阴性结果的文章发表,对长期生存质量、病死率、大样本、多中心观察很少。

4. 传统教育方法的缺陷。

5. 新的科学研究结果不能尽快地推广和应用。

6. 医疗模式的转变　从以疾病为中心到以患者为中心;终点指标代替中间指标;以人为本、质量至上,太多选择且难以选择。

7. 医疗责任举证倒置　依法规范行医,通过循证医疗保护自己。医生怎样循证决策,患者如何知情选择。

8. 卫生资源匮乏与人类需求不断增长的矛盾。

四、循证医学产生的历史

人们可能认为循证医学是相对新的临床实践方式,但事实并非如此。历史表明,循证的思维方式已存在数个世纪。

医学科学领域首次引入观察性研究见于希波克拉底的著述,提出不仅依靠合理的理论,也要依靠综合推理的经验。

对循证思维的进一步肯定见于阿拉伯医生 Avicenna(980~1037)的著述。他提出动物实验并不能证实在人体中的效果,因此药物试验应当在人体中进行,而不是在狮子或马中进行。而且,Avicienna 建议药物应当在无并发症的病例中进行评价,应当有两种情况的比较和可重复性评价。

在中国,第一次提到对照试验见于 1061 年的《本草图经》。这本宋代的著述提到:"为评价人参的效果,需寻两人,令其中一人服食人参并奔跑,另一人未服人参也令其奔跑。未服人参者很快就气喘吁吁"。

循证医学的哲学与科学根基在 18 世纪得到了明显的巩固。英国开始对医疗卫生干预进行利大于弊的严格评价。一名苏格兰航海外科医生 Lind 于 1747 年进行了治疗坏血病的对照试验,试验橘子和柠檬以及其他干预的疗效。

1816 年 Alexander Hamilton 首次报道爱丁堡的一项大型对照试验,评价放血疗法的效果,这是采用交替法产生对照组的最早记载之一。1898 年丹麦医生 Fibiger 通过半随机对照试验,验证血清治疗白喉的效果。

1904 年 Pearson 接种肠热病疫苗与生存率之间相关关系的研究,开创了将多个研究资料合并进行统计学分析的先例。1907 年 Gold Berger 鉴定伤寒菌尿症的文献中,制订特定标准选择、提取分析的资料以及统计学分析,成为 Meta 分析的雏形。

虽然许多医生认识到缺乏证据的治疗方案对广大患者的健康是有害的,但是在 20 世纪上半叶,人类对疾病的诊断和治疗往往仍将在动物实验中得到的科学结论直接用于临床,并没有先于人群中观察疗效。例如,用胃冰冻疗法治疗消化道出血。后来人们逐渐认识到动物实验不能代替人的试验,并对长期以来单纯根据病理生理机制指导临床治疗的状况产生了疑问,认识到对医疗实践进行评价的必要性。

第二次世界大战后,人们对进行临床试验的兴趣缓慢增加。1948 年,世界上第一项临床RCT 在英国医学研究会领导下对"链霉素治疗肺结核的效果"进行研究,首次令人信服地证实了链霉素治疗肺结核的卓越疗效。

1955 年 Truelove 进行了胃肠病方面首项 RCT,证实了肾上腺皮质激素治疗溃疡性结肠炎优于安慰剂。

1969 年 Ruffin 的一项双盲 RCT 证实了胃冰冻疗法对治疗十二指肠溃疡引起的出血是无效的。

RCT 的兴起使流行病学的多项理论和原则用于临床医学。许多学者认为 RCT 在医学上的广泛开展可与显微镜的发明相媲美。根据临床研究依据来处理患者的观念已经形成,大样本、多中心的 RCT 取代了以前分散个别的观察性研究和临床经验总结。

20 世纪 70 年代,英国流行病学家、内科医生 Archie Cochrane 提出:现有的临床诊治措施中,仅 20% 被证明有效,因而疾呼临床实践需要证据。1971 年,Cochrane 在 *Effectiveness and Efficiency：Random Reflections on Health Care* 中明确提出:“应用 RCT 证据之所以重要,是因为它比其他任何证据更为可靠。”1979 年 Cochrane 提出“应根据特定病种/疗法,将所有相关的 RCT 联合起来进行综合分析,并随着新的临床试验的出现不断更新,以便得出更为可靠的结论”。1982 年 Thomas C. Chalmers 提出累计性 Meta 分析概念,即将每一项新的随机试验结果,累加到已知的针对某病某干预措施的随机临床试验 Meta 分析结果中。1987 年 Cochrane 根据妊娠与分娩的 RCT 结果撰写的系统评价成为 RCT 系统评价的一个里程碑,并指出其他专业也应遵循这种方法。Cochrane 被公认为循证医学的先驱,他的姓氏 Cochrane 成为循证医学的同义词。

20 世纪 80 年代初期,在临床流行病学发源地加拿大 McMaster 大学医学中心,以 David L. Sackett 为首的一批临床流行病学家,在该医学中心的临床流行病学系和内科系,率先对年轻的住院医生进行循证医学培训,取得了很好的效果。1991 年 Guyatt 首次提出循证医学的概念。1992 年起 David L. Sackett 在 *JAMA* 等杂志上发表一系列循证医学文献,受到广泛关注,并由 Brian Haynes 和 David L. Sackett 发起,在美国内科医生学院组织了一个杂志俱乐部(ACPJC),开始对国际上 30 余种著名杂志发表的论著进行系统评价,并以专家述评的形式在 *Annals of Internal Medicine* 上发表。1992 年,David L. Sackett 教授及其同事正式提出了“循证医学”概念,他普及了医学文献严格评价的原理,并教授和指导了世界上几乎所有循证医学运动的领导人。

1992 年 Chalmers 创建英国 Cochrane 中心,旨在生产和保存医疗保健方面 RCT 的系统评价。

1993 年 Chalmers 创建国际 Cochrane 协作网,Sackett 担任首任主席,启动了全球合作建立临床研究数据库、生产系统评价的工作。

1994 年 Sackett 在牛津创办英国循证医学中心,亲自开设循证医学课程,亲临一线进行床旁循证。

1997 年 Sackett 结合自己的研究与循证实践,撰写出版第一本循证医学专著 *Evidence-based Medicine：How to Practice and Teach EBM*,成为指导全球学习和实践循证医学的重要理论体系和方法基础,并于 2000 年再版,2005 年出版第 3 版。

五、Cochrane 协作网

英国 Archie Cochrane 于 1979 年提出和开展的系统综述对循证医学的开展起了重要作

用。他提出总结和不断更新各领域中 RCT 结果进行系统综述,可以及时为临床实践提供可靠的依据。

20 世纪 80 年代末出现了跨国合作,对某些常见重要疾病(心血管疾病、癌症、消化道疾病)的某些疗法作了系统综述,对改变世界临床实践和指导临床研究课题的方向产生了划时代的影响,被认为是临床医学发展史上的一个重要里程碑。系统综述为临床提供了质量高、科学性强、可信度大、重复性好的医疗措施,以指导临床实践,也为临床科研提供重要信息。

由于现有的系统综述在数量、质量上都不能满足临床实践和医学决策的需要,为了撰写、保存、传播和更新临床医学各领域防治效果的系统综述,以满足临床实践的需要,各国临床医学专家们决定联合起来,于 1992 年首先在英国成立 Cochrane 中心,1993 年成立世界 Cochrane 中心协作网,帮助人们进行系统综述,把系统综述结果通过电子杂志光盘、因特网分发给世界各地的医生、患者和决策者,使循证医学的开展、证据的获得有了条件。

六、传统医学与循证医学的区别

循证医学的兴起和发展固然是由它优于传统医学模式的特点而决定,但其出现决不意味着取代传统医学模式,而是两种模式互相依存、互相补充、共同发展。循证医学不是、也不能否定和取代所有的经验医学,经验医学能解决的问题将不需要循证医学的研究;经验医学解决不了的问题,循证医学若能解决,则必定提供高质量证据予以证实,若解决不了,则还需经验医学和循证医学研究并进行探索。因此,它们之间的区别是相对的,主要体现在以下几方面(表 1-1)。

表 1-1　传统医学与循证医学的区别

比较类别	传统医学	循证医学
证据来源	实验室研究	临床试验
收集证据	不系统、不全面	系统、全面
评价证据	不重视	重视
判效指标	中间指标	终点指标
诊治依据	基础研究	最佳临床研究证据
医疗模式	以疾病/医生为中心	以患者为中心

1. 临床证据的来源不同　传统模式用以动物实验为主要研究手段的病理生理学成果,解释疾病的发病机制和生化指标等,并用这些指标评价临床疗效。循证医学模式认为,掌握疾病发病机制和观察各种临床指标的变化是必要的,但更强调来自临床 RCT 及 Meta 分析的最佳证据。经验医学的证据来源于教科书和零散的临床研究,而循证医学的证据则完全来源于临床研究,且多为前瞻性研究。

2. 评价结果的指标不同　即终点指标的不同。循证医学强调终点指标,即患者的生存能力、生活质量和工作能力,而非中间指标,因而更接近患者的需求。

3. 对临床医生的要求不同　传统模式主要是以医生的知识、技能和临床经验积累为临床实践基础。循证医学除此以外,还强调掌握临床科研方法、强调利用现代信息技术手段不断学习和掌握医学证据,并利用科学方法正确评价和使用证据;传统医学很难做到系统与全面,而循证医学则一定要求系统与全面,并有一套方法和一系列的伺服系统保证其系统与全面。

4. 临床决策的依据不同 传统模式重视专业知识和个人临床经验,循证医学模式既重视临床经验,又特别强调利用最好的临床研究证据,并认为"有权威的医学"是专业知识、临床经验和最佳证据结合。传统医学并无要求评价证据,而循证医学则要求对证据进行严格评价,而且有一套严格的评价方法。

5. 治疗方案的选择不同 传统模式以疾病和医生为中心,患者不参与治疗方案的选择。循证医学模式强调以患者为中心,考虑患者自己的愿望和选择。

6. 卫生资源的配置和利用不同 传统模式很少考虑成本-效益问题,循证医学则将成本-效益分析作为临床决策的一个重要证据。

七、实施循证医学的意义

目前,世界卫生组织已开始运用循证医学的方法制定基本药物目录和基本医疗措施;澳大利亚每年根据循证医学的证据制定外科领域的治疗指南,其医疗服务咨询委员会通过卫生技术评估,为国家的医疗决策提供依据;英国卫生技术协调评估中心负责全英卫生技术评估的总体规划,指导国家卫生研究的质量和方向。循证医学正影响着这些国家的医疗实践、医学教育和临床科研,促使其完成从经验医学向循证医学的转变。循证医学在我国实施的意义主要是以下几方面。

1. 有利于我国卫生决策的科学化 卫生部已借鉴循证医学的原理和方法,成立了卫生技术准入管理处,颁布卫生技术准入管理办法,对费用高、影响大、有争议的重要卫生技术实行准入管理。国家中医药管理局、国家药品监督管理局、国家计划生育委员会等卫生行政管理部门也积极学习和引进循证医学,探索用其提高国家药品政策、计划生育政策的科学性,促进中医药现代化建设。同时,循证医学对于帮助建立并完善标准化国家卫生资源数据库,实现基础数据实时采集、深度挖掘与二次开发,亦有重大的现实和历史意义。

2. 提高医药行业的市场竞争力 循证医学以其凡事以证据说话、不断更新和后效评价的科学态度,为管理者提供清晰的管理思路和方法,用证据指导实践,对新药研发、生产、评价和不良反应监测,尤其对推动中医药现代化研究、走出国门、创出品牌有着极高的参考价值。

3. 提高医疗服务的水平和质量 我国幅员辽阔,医疗服务地域性差异明显,卫生资源配置不均衡,各地疾病谱构成不同,医务工作者素质和水平存在差异。普及循证医学知识可在基本不增加医疗费用的前提下,通过不断更新和提高医生的临床知识和专业技能来改善医疗服务质量,使政府、公众最终受益。

4. 有利于普及医学知识 随着循证医学最佳证据的普及,一方面使患者和公众可方便获得浅显易懂的医学研究结论,减少"有病乱投医"现象,保证其知情选择权;另一方面,提高国民健康意识,将有助于政府和医院实现从以治病为主到以防病为主的战略转变,保障患者的知情选择权,促进医患相互理解。

5. 促进医生自律维权 全球医学文献的信息爆炸,使得医学知识的淘汰和更新速度加快,何处寻证、以何为证使繁忙的临床医生无所适从。循证医学不仅教会临床医生如何鉴别和评价文献质量,还帮助他们参与 Cochrane 协作网工作,制作系统评价,并将其结论传播给更多的临床医生,为其临床实践及高效率使用证据提供支持。这方面已在许多发达国家成功实现,如今正在通过中国循证医学中心与中国医生协会的战略合作变成现实。

八、我国循证医学的发展

中国的循证医学尚处于起步阶段。从 20 世纪 80 年代起,我国连续派出数批临床医生到加拿大、美国、澳大利亚学习临床流行病学,有多名医生跟随 Dr. Sackett 查房,学习如何用流行病学观点解决临床问题(循证医学的雏形),并在复旦大学上海医学院(原上海医科大学)和四川大学华西医学院(原华西医科大学)分别建立了临床流行病培训中心,并开展这方面的工作。1996 年,原上海医科大学附属中山医院王吉耀教授在《临床》杂志上,发表了我国第一篇关于循证医学文章"循证医学的临床实践";1997 年,四川大学华西医院神经内科刘鸣教授,在 Cochrane 图书馆发表第一篇 Cochrane 系统评价"循证医学最好的证据";1996 年四川大学华西医院(原华西医科大学附属第一医院)引进循证医学和 Cochrane 系统评价,创建了中国循证医学/Cochrane 中心(网址 http://www.chinacochrane.org),1997 年 7 月获卫生部正式批准,1999 年 3 月正式注册成为国际 Cochrane 协作网的第 14 个成员国之一,也是中国和亚洲的第一个中心。作为国际 Cochrane 协作网的成员之一和中国与国际协作网的唯一接口,该中心的主要任务是:建立中国循证医学临床试验资料库,为中国和世界各国提供中国的临床研究信息;开展系统评价、RCT、卫生技术评估,以及循证医学有关的方法学研究,为临床实践和政府的卫生决策提供可靠依据;提供循证医学方法与技术培训,传播循证医学学术思想,推动循证医学在中国的发展。目前国内已有 60 余种医学杂志发表了循证医学文章。循证医学专著、循证医学普及读物、循证医学杂志、循证医学信息、循证医学网页等传播载体相继出台,为中国的循证医学迅速发展起到了重要的推动作用。

九、循证医学"两核心"

循证医学有两大核心:"证据要分级,推荐有级别";循证医学的证据要不断地"与时俱进"(updating)。临床研究证据分级别是循证医学所提出的要求,按质量和可靠程度可分为 5 级(可靠性依此降低),即大样本多中心 RCT 或者收集这些 RCT 所作的系统评价和(或)Meta 分析;单个大样本 RCT;设有对照组的临床试验;无对照组的系列研究;专家意见、描述性研究和病案报告。

十、循证医学"三要素"

高质量的临床研究证据是循证医学的核心;临床医生的专业技能和经验是实践循证医学的必备条件;充分考虑患者的期望或选择是实践循证医学的关键因素。

十一、循证医学"四原则"

循证医学"四原则",即基于问题(临床关注的问题或重大的科学问题)的研究;参考当前最好的证据决策;关注实践的效果;后效评价、止于至善。

十二、循证科学概念

循证科学(evidence-based science)的概念,是 2004 年由卫生部中国循证医学中心主任、循证医学教育部网上合作研究中心主任李幼平教授提出的。循证科学主要基于以下内涵:

①各行各业、各种层面都在强调决策的科学性和其成本/效益比;②重视信息的采集、加工、挖掘和合成;③由第三方进行权威评价,即目前各个行业都重视数据库建设、评价标准、体系建设和第三方的权威评价。

狭义的循证医学主要指循证临床实践,仅指临床上对个体患者的诊治。广义的循证医学应包括一切医疗卫生服务的循证实践,除临床实践活动以外,还包括医疗法规和政策的制定、公共卫生和预防策略的制定、医疗卫生服务组织和管理、医疗卫生技术准入、新药审批、医疗保险计划的制定、临床指南和统一式服务流程的制定、患者对服务项目的选择、医疗事故法律诉讼等一切与医疗卫生服务有关的活动和行为。

十三、Medline 中常用"循证"名词

循证医学;循证实践;循证指南;循证方法;循证推荐;循证评价;循证临床实践;循证保健;循证干预;循证急救医学;循证护理;循证信息;循证管理;循证数据;循证临床实践指南;循证决策;循证研究;循证实践指南;循证卫生保健;循证牙科学;循证策略;循证政策;循证评估。

十四、循证医学开展的现况

近10多年来,循证医学的发展十分迅速,1992年仅有一篇文章提出循证医学,1998年已有1 000篇文章提到循证医学,而到2000年全世界提到循证医学的文章多达175 000。通过开办各种学习班、大学生及研究生的培训项目,在临床医学、儿童保健、病理、护理、牙医学领域广泛开展了循证医学。产生了诸如循证卫生保健(evidence-based healthcare)、循证诊断(evidence-based diagnosis)、循证决策(evidence-based decision-making)、循证医疗卫生服务购买(evidence-based health service purchasing)等,应用于临床各科则产生了循证外科学(evidence-based surgery)、循证内科学(evidence-based internal medicine)、循证妇产科学(evidence-based gynecology & obstetrics)、循证儿科学(evidence-based pediatrics)、循证护理(evidence-based nursing)等。总之,一切医疗卫生领域包括临床医疗、护理、预防、卫生经济、卫生决策、医疗质量促进、医疗保险、医学教育等无不以研究所取得的科学证据为基础。

目前,在各种国际、国内会议上,循证医学也是一个十分热门的话题。循证医学的具体概念已被医学界的主流思潮、患者和各级政府广泛接受,推进其向前发展;而循证医学的开展必将对临床医学的发展起着不可估量的作用。

第二节 临 床 路 径

一、临床路径

1. **临床路径的定义** 临床路径(clinical pathway, CP)是一种新型的质量效益型医疗管理模式,是由医院各种专家,包括行政管理人员、医生、护士等专业人员,依据某种疾病或某种手术方法制定的一种诊断、治疗、护理的模式,让患者由入院到出院都依据此模式来接受治疗。路径完成之后,医疗团队中的成员再根据临床路径的结果,来分析评估及回顾每一个

患者的差异,以避免下一个患者住院时发生同样的差异或错误,以此方式来控制整个医疗成本并维护或改进医疗质量。

临床路径一词产生于工业生产过程中的"关键路径法",是美国杜邦公司在1957年提出的一种管理技术。20世纪80年代,美国一些医院把它引入医院管理,证实这种方式在保证预期效果的同时,可以缩短住院日,节约护理费用。

临床路径是"把企业界'持续品质改善'的理论运用于临床质量管理,把患者的住院过程视为一个作业流程,建立'治疗流程'(临床路径),再经由'监控流程'对变异与治疗结果持续不断地予以修正,保证医疗质量的提升和医疗资源的有效利用"。

临床路径是一种以循证医学证据和指南为指导来促进治疗组织和疾病管理的方法,其范围涉及调查报告、药物治疗、康复治疗、护理措施和患者教育。

临床路径具有4个要素:一定的时间期限、治疗和干预的类型、中间及最终结果的标准、差异评估与记录。临床路径是一个根据特定的时间期限、特定的诊断和治疗类型而设定的被医疗团队推荐的临床干预,并取得预期结果的计划。

2. 临床路径的目的 临床路径的目的是通过对大量患者的医疗过程和结果的分析,找出一条最具成本-效益的治疗模式,减少医疗费用,提高医疗质量,为患者提供最满意的医疗服务。一条路径的成功与否还在于它是否适合绝大多数的患者,通常情况下,适用80%以上的某种疾病患者的路径才能算是成功的路径,只有那些病情高度复杂的患者需要接受特殊的治疗程序。

3. 实施临床路径的意义 临床路径是一个能使医疗工作结构化和程序化的工具,其用途很广,主要有以下几方面。

(1)可用来进行费用预测、医疗活动的计划与回顾,加强对患者的管理与教育等,还能加强治疗活动的协调和明确治疗结果的责任,促进医疗活动中多学科的合作与沟通。临床路径的研究与应用表明,如果运用得当,能减少患者的平均住院时间。

(2)提高患者的满意度,改善医患关系。在决定是否选用临床路径进行治疗时,医护人员需要与患者及其家属进行深入的沟通,使患者及其家属能详细了解整个治疗的过程,并能预期治疗的结果,有利于医患关系的改善,提高患者的满意度。

(3)促进医疗活动的规范化、标准化。临床路径是由临床路径开发小组经过长期的研究集体论证的,并在实践过程中反复优化的最佳路径。对进入了临床路径的患者的治疗是按既定程序进行的,是近似于"流水线"的标准化作业过程,因此治疗结果的差异性相对较小。

(4)提升医疗服务质量,降低医疗费用。临床路径的基本思想在于通过对治疗结果的差异性进行评估,不断优化临床路径,以达到持续改善医疗服务质量的目的。通过对部分已进入临床路径的病种的治疗与传统治疗方式相比,前者在住院天数、平均住院费用等方面都有显著下降,患者的投诉率也大大下降。同时,由于规范了治疗程序,医生滥用药的现象能得到很好的遏止,药物不良反应能得到很好的控制。

二、基于循证医学的临床路径管理模式构建

21世纪优质医疗的目标是安全、有效、以患者为中心、及时、高效和公平,医疗费用的高低、医疗服务质量的好坏、患者的平均住院时间等是衡量医疗服务优质与否的基本标准。循证医学强调的是以患者为中心,以追求高质量的医疗服务为根本出发点,为医疗活动寻找权

威的临床证据。临床路径是以减少患者的医疗费用、缩短治疗时间、提高医疗服务质量为目的,为特定的病种寻求一种标准化的、程序化的治疗模式。由此可见,循证医学与临床路径的出发点是不完全相同的,前者将医疗服务质量放在首位,后者追求更多的是成本-效益。在医疗实践活动中,注重循证医学的医疗活动不一定具有较高的成本-效益,而遵循临床路径的医疗活动不一定采用了现有的最佳临床证据。因此,要想实现 21 世纪优质医疗目标,必须将循证医学与临床路径完美结合,通过优势互补,构建一套基于循证医学的临床路径管理模式,在医疗活动中以临床路径管理模式为主线,在各个医疗环节始终以循证医学思想为主导,才能真正实现医疗活动中医院和患者的双赢。

1. 临床路径与循证医学的关系　在基于循证医学的临床路径管理模式中,临床实践指南是以临床路径为依据,以提高患者治疗效果,提高诊断、干预和管理质量为目的的临床实践指导书,也是临床医生执业的操作规范。循证医学的目的是为患者的治疗决策提供当前最好的治疗证据,因此循证医学是临床实践指南的证据来源,是临床实践指南的操作依据。

临床路径与临床操作指南相结合,将有助于优化临床工作流程,并最终帮助提高临床实践和支持临床决策。临床路径以临床实践指南为基础,并将其转化为临床治疗方案,应用于临床实践和循证医学。临床路径通过系统收集和吸收临床数据,并利用它们改善医疗活动,从而给临床实践带来新的变化。临床路径与循证医学的关系如图 1-1 所示。

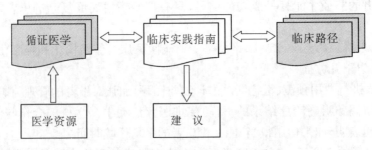

图 1-1　循证医学与临床路径的关系

2. 基于循证医学的临床路径管理模式的构建　基于循证医学的临床路径管理模式的构建应以临床信息系统为中心,如图 1-2 所示。对按临床路径进行治疗的结果差异进行审核、干预、人员组织与治疗政策的制定,都必须遵循循证的原则。临床路径的设计必须建立在治疗政策、循证系统和临床信息系统的相关数据支持下,对临床路径的治疗结果进行差异分析和评估,且对临床路径进行适当修正,以进一步完善临床路径的设计方案,并将最新的临床路径设计方案存放在临床信息系统中共享。循证系统是临床信息系统中证据资源的来源之一,其主要作用是为临床路径的设计以多种途径搜索最新的临床证据,并将最新的临床证据存储在临床信息系统中,为临床路径的设计提供证据支持。证据的主要来源是 Cochrane 协作网等权威的循证医学中心。

3. 临床路径的设计　临床路径的设计通常包括以下几个部分,如表 1-2 所示。

(1) 基本要素:包括患者确认、排除/接收标准、住院日的初步确定、临床医生的确定等。

(2) 组织:包括治疗过程的基本要素、治疗顺序及康复综合小组成员的构成等。

(3) 定位:确定治疗过程中的评价标准,如质量、危险度、结果及出院标准等。

(4) 差异:对结果的差异进行编码、记录、分类及发生差异后的相关处理过程等。

（5）设计：临床路径表格格式、版式设计，要求简洁明了，一目了然。

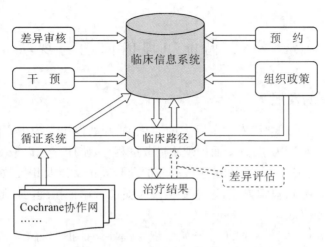

图 1-2 基于循证医学的临床路径管理模式

表 1-2 临床路径的设计模板

项目	标　准	临床设计或评估者的任务
基本要素	患者确认	通过姓名或住院号确定患者身份
	排除/接收标准	通过对患者特征的了解，如危险因素或并发症，判断该患者是否适用于临床路径
	住院日	初步确定患者总的住院日
	病例类型	以描述或编码的形式描述该患者适用于哪一种临床路径
	确定临床医生	确定由相关科室临床医生组织的医疗团队
组织	治疗要素	治疗过程的 4 个要素：了解病情、诊断、治疗和患者教育
	治疗顺序	为每个治疗要素安排有责任心的医护人员（小组），并指定需要做的工作
	多学科康复综合小组	反映临床路径的多学科的自然特性
定位	质量指示器	对感染、伤口护理等技术质量进行检查
	危险度鉴定	以护理警报、危险因素、危险评估等形式提供危险指示
	结果指示器	指示在临床路径的不同阶段会出现什么样的结果
	出院标准	定义一系列患者出院前必须达到的标准
差异	差异编码	根据分类标准对差异进行编码
	差异记录	病室除了在路径的相应栏目下记录差异外，还可以在单独的差异单上记录
	差异分类	根据差异发生的原因对差异进行分组（如医院、患者、临床医生、家庭/社区等相关原因）
	差异的子类目	将差异的分类进一步细化
	治疗计划	记录在差异发生后相关的处理过程
设计	格式	使用表格形式，并将关键部分以加粗的形式突出
	版面设计	尽可能将一天的处理打印在一张纸上，版面设计要容易理解
	可读性	路径上的信息不要太累赘，各阶段的任务要一目了然

第三节 | 循证护理的内涵与现状

一、循证护理的发展

在过去的几十年,护理学科发生了巨大的变化,如开展以患者为中心的整体护理、用批判性思维寻求最佳护理行为、实施全面护理质量改进程序、临床路径以最低的成本提供最优质的服务等。同时,有关临床实践和健康服务的护理研究论文以及相关数据库显著增多,加之护士掌握了计算机文献检索方法,这些变化极大促进了循证护理的发展。近几年来循证护理在护理领域逐渐兴起。

Nursing Standard 杂志从 1996 年开始组织了倡导循证护理的第一个中心 NHSCRD,总部设在英国约克大学,该中心组织进行护理有关实践活动的专题文献系统回顾,并发表其结果。

澳大利亚 Joanna Briggs 循证护理中心是设在澳大利亚阿得莱德市皇家阿得莱德医院的独立研究机构,成立于 1996 年,是继英国约克大学设立的第二个循证护理中心,也是目前全球最大的推广循证护理的机构。

该中心通过专题的系统综述和循证护理国际年会、培训和研讨会,以及资助培训循证护理实践活动、编辑发行 *JBI*、*Best Practice*:*Evidence-Based Practice Information Sheets*(最佳护理实践)刊物,为临床护理实践提供实证。目前该中心已公开发表的循证护理专题成果有 36 项,对循证护理在全球的推广,提高循证护理的科学性和有效性方面发挥了重要的作用。

循证护理在我国还是一个比较新的领域,原华西医科大学循证医学中心于 1999 年和 2000 年对全院护士进行了循证思想的培训。中国第一家 Joanna Briggs 循证护理合作中心于 2004 年在复旦大学护理学院成立。

二、循证护理的概念与内涵

循证护理即遵循证据的护理,其定义为:慎重、准确、明智地应用当前所获得的最好研究依据(证据),并根据护理人员的个人技能和经验,考虑患者的价值、愿望和实际情况,将三者完美地结合,制定适合患者实际情况的护理计划,并提供相应的护理措施。

循证护理包含了 3 个要素:①可利用的最适宜的护理研究依据;②护理人员的个人技能和临床经验;③患者的实际情况、价值观和愿望。这 3 个要素必须有机地结合起来,树立以研究指导实践、以研究带动实践的观念,护理学科才能进步;同时,专业护理人员的经验积累也是护理实践不可缺少的财富;整体护理的中心理念就是要以患者为中心,从患者的实际情况出发,这同样也是循证护理的基本出发点。如果只注重统一化的所谓最佳行为,就会忽视个体化的护理。

英国里滋大学的 Closs 和 Cheater 认为,有必要对目前广泛倡导的循证护理概念进行澄清。特别值得一提的是,大家普遍只重视证据,忽略了从业人员的技能和患者的个体条件。循证不等于 RCT,提醒护理人员应注意循证的本质。

三、循证护理与科研为基础的护理关系

从一般意义上讲,循证护理不能等同于科研为基础的护理。首先,循证护理的外延广于以科研为基础的护理。前者所提供的证据是科研结果、专家经验,以及患者意见的综合体,而科研基础的护理强调对科研结果的应用;其次,前者的系统性强于后者,建立在对某一专题的系统综述基础上,由专题小组协作完成,系统、全面地对相关研究进行客观评鉴;再次,循证护理针对护理实践的整个过程,具有连续性和动态性,并注重终末质量评审;最后,循证护理能相对节约卫生资源和经费,具有较强的实用性,对某项目具有一类、二类实证的专题,则可不重复进行科研,直接整理和评价其结果,并推广至实践中。由此可见,虽然循证护理与科研为基础的护理均建立在科研基础上,但两者是不同的概念,不能混淆。

四、循证护理(EBN)中证据的强度

第1级:多个 RCT 后做的系统评价或 Meta 分析,是循证护理的最佳证据;
第2级:单个大样本 RCT;
第3级:队列研究,病例-对照研究;
第4级:无对照的系列病例观察;
第5级:专家意见,由于受个人经验所限,可靠性最低。

第四节　循证护理实践的方法与意义

一、循证护理实践的步骤

在临床开展循证护理与整体护理的护理程序类似,也分为5个步骤:第一步,提出临床问题;第二步,查阅文献;第三步,以 RCT 为准评估研究证据的可靠性和结果价值;第四步,将最有根据的结果用于临床实施;第五步,评估实施情况,便于改进。

对以上的步骤我们可以进行详细解释。

1. 第一步　确定一个需要解决的临床护理实践中的问题,将其特定化、结构化。护士在日常工作中常会遇到许多问题,但20世纪90年代护理实践多源于护士的经验和直觉,许多方法由于未得到证实而使其在临床应用受到限制。护士可以针对这些问题,作为发展循证护理学的开端。例如:结肠灌洗是否有助于 Miles 术后患者形成规律的排便行为;音乐疗法是否对减缓癌症患者的疼痛有效;普外科手术患者留置尿管的恰当时间;心脏介入手术的术前教育对预防术后并发症的效果等。只要该研究具有创新性,可以促进护理质量的提高,并具有可行性,那么护士都可以使用循证方法进行科学研究。爱因斯坦曾说过:提出问题往往比解决问题更重要。这就要求护士们在护理工作中,细心观察,克服习惯思维,发现问题。

2. 第二步　根据所提出的问题进行系统地相关文献数据库查寻,以寻找可以回答上述问题的最佳证据,如 Medline、Cochrane library。可通过上网、图书馆检索、会议资料、专家通信等方法,寻找国内外相关的文献。

3. 第三步　评价证据的正确性、有效性和实用性。如证据提供的科研设计的严密性、结

论的有效性、科研受到的限制等,推荐其中设计严密的科研所得到的结论,最佳证据应符合RCT准则。

4. 第四步　将所获得的证据与临床专门知识和经验、患者需求相结合,作出护理计划。总结护理人员以往的经验,获取该病房患者的相关特点和资料,结合证据提供的科研结论,制订具体的护理计划。根据所掌握的证据,进行统计学处理,得到的结果可归纳为以下 3 种情况:①肯定的最佳证据——临床应用;②无效的或有害的——停止或废弃使用;③难定的证据——提供进一步研究。

5. 第五步　实施护理计划,并通过行动研究(action research),以及动态评审的方法,监测实施情况和效果。

步骤列举如下:

第一步　提问:手术前是否必须常规备皮?

第二步　查阅文献。

检索关键词:备皮;hair removal

国际 Cochrane 图书馆数据库　http://www.cochrane.org

美国国立医学图书馆(NCBI) PUBMED　http://www.ncbi.nlm.nih.gov

《循证护理杂志》(*Evidence-Based Nursing*)　http://ebn.bmjjournals.com

维普、万方、清华同方等专业中文数据库

百度、google、yahoo 等

丁香园医学论坛 www.dxy.cn/bbs

第三步　评估证据,以 RCT 为准则。

以下是在 Cochrane 图书馆查到的一篇有关术前备皮减少手术野感染的系统综述摘要:

按惯例,对拟行外科手术的患者要进行手术区域的体毛清除(备皮)。为了明确常规术前备皮能否降低手术部位感染发生率,Tanner 等检索了 Cochrane 外伤组特别登记库(截至 2005 年 10 月)、Cochrane 对照试验登记中心(截至 2005 年第 3 期)、MEDLINE(1966～2005 年)、EMBASE(1980～2005 年)、CINAHL(1982～2005 年)和 ZETOC 会议记录(1993～2005 年)等数据库,分析相关的 RCT 数据,并于 2006 年 4 月 19 日在线发表了分析结果。[Cochrane Database Syst Rev (2):CD004122]

分析共纳入 14 项随机对照研究。

3 项共涉及 625 例患者的研究,比较了备皮组(用脱毛霜或剃须刀)和不备皮组。结果显示,两组间手术部位感染率无显著性差异。

有 3 项共涉及 3 193 例患者的研究,比较了剃除与剪除体毛两种备皮方式。表明,前者比后者更容易出现手术部位感染。

7 项共涉及 1 213 例患者的研究,比较了剃除体毛与脱毛霜脱毛。结果表明,两组手术部位感染发生率无显著性差异。

1 项涉及 537 例患者的研究,比较了手术当天与前 1 天剃除体毛的影响。显示不同时间备皮对手术部位感染的影响无显著性差异。

评价者结论:

手术前进行备皮和不进行备皮者,手术部位感染发生率无显著差异。

如果必须进行备皮,体毛剪除者的手术部位感染率低于剃除者。

对剃除体毛与脱毛霜脱毛进行比较的证据尚不充分。

手术当天和手术前 1 天剃除或剪除体毛,对手术部位感染的影响无显著差异。

第四步　护理实践。

第五步　评估实施情况。

二、循证护理实践中应注意的问题

1. **循证护理是一种观念和一种工作方法** 指导临床护理人员通过循证作出科学的临床判断。

2. **循证护理必须以实用为根本** 如文献查询得知：高血压患者，轻度水肿，可用"低盐低脂"饮食。

如何让患者理解并付诸行动？低盐，低到何种程度？对于患者必须采取简单易懂、可操作的教育指导，才易被接受。

低盐，其全日氯化钠摄入量应<3 g，要求患者一般早晨饮食不用盐，中晚各用 1 g 盐，1 g 盐相当于中华牙膏盖子容量。为增加患者食欲，有时可用酱油进行烹调，增加食品感观，一般 1 g 盐相当于 5 mL 酱油。这样在对患者进行健康教育时，就有了可操作性、生动性，患者易记，容易理解。

3. **证据的临床价值** 例如：对于某项旨在降低患者血压的护理措施，研究证明，执行干预措施后，患者的血压平均降低了 3 mmHg，干预前后的血压值差异有统计学意义，并且证据的真实性已经确认。但对于只能使血压降低 3 mmHg 的护理措施，临床意义其实不大，因此这样的证据可以被认为是没有临床价值的。

4. **证据的临床适用性** 例如：已经证实，对慢性阻塞性肺病患者实施长期的低浓度的氧疗有助于延长患者的生存期、提高患者的生活质量，但是证据使用者所面对的患者大多数由于经济拮据不能够接受这样的护理措施，因此这样的证据对于这位证据使用者来讲是不具有临床适用性的。

三、循证护理实践的意义

1. **对护理学科而言** 循证护理将护理研究和护理实践有机结合起来，使护理真正成为一门以研究为基础的专业，证明护理对健康保健的独特贡献，并支持护理人员寻求进一步的专业权威和自治。循证护理以护理研究为依据，为临床实践创定指南，改变了临床护士以经验和直觉为主的习惯和行为。护理人员参与循证护理的重要性表现在 3 个方面：①鼓励护士参与医疗干预；②发现护理问题及解决问题的措施；③发展并使用标准语言来描述问题、干预和结果。通过将护理问题与循证护理有机结合，可使医护合作取得较好的效果，如对疼痛、脱水、大小便失禁、生活状况改变、移动障碍、知识缺乏、焦虑、皮肤完整性受损等问题的处理。

护理实践以变异性大为特征，护士在作出临床决定时往往缺乏可靠的实证依据。例如选择何种消毒方法，标本的收集在什么时间最合适，如何增强患者的依从性，怎样评价护理行为的效果，如何获得患者家属最大的支持等。护理管理人员在制订护理常规时，也常常感到很难找到真正的"标准"。

护理理论与护理实践之间存在着一定的差异。目前护理实践往往缺乏足够的实证，这与以下因素有关：①护理研究的结果很少"市场化"，难以成为作出临床决定的依据；②相关的护理科研往往较零散，规模较小，相互之间也没有联系；③护理研究领域设计严密的试验性研究较少；④临床护理人员很少有机会了解护理科研结果；⑤护理人员没有接受如何评鉴和应用科研结果的教育，不知道如何运用科研结果。

在我国,从 20 世纪 50 年代以来,护理教育为中等职业教育,护理人员所受到的教育并没有为她们准备文献回顾、科研设计、科研评鉴方面的知识,因此护理人员很少在进行护理干预之前进行实证的回顾,也很少开展试验性设计的研究。80 年代中期我国高等护理教育才得以恢复,因此护理科研至今在我国还处于早期阶段。90 年代起我国的护理科研项目逐步增加,护理人员更多地投入护理科研中,科研文章的数量较以往显著增多,但在护理实践中对科研结果的应用与科研的迅速发展两者并未平行进行,护理干预措施的变异性仍然较明显。例如,对压疮的预防和护理措施,在我国中医和西医的不同护理措施就层出不穷,不同的地区、不同的医院,甚至不同的病房都有不同的方法,但大多以经验总结的形式报道,科研设计不够严密,同时研究比较零散,没有建立在以往研究的基础上,临床应用过程也很少对研究方法进行适当的评鉴。同时,我国目前的护理科研受生物医学模式的影响,大多为定量研究,很少涉足定性研究领域,这种情形也限制了临床实证的发展。

因此,目前我国护理专业发展的现状呼唤着护理的科学性和有效性,在我国开展实证为基础的护理,对提高护理质量、促进护理研究的发展、促进学科成熟,均有着重要意义。

同时,循证护理也使护理管理面临挑战。英国利物浦大学的 Caine 和 Kenrick 在护理管理者促进循证护理的角色研究中,通过对临床护理管理者的预算分配、目标和政策制定等方面的调查表明,临床护理管理者如果试图用职位和组织权威来促进循证护理的实践必将面临着失败。

2. 对患者而言 即使在边远山区或者护理发展落后的国家,循证护理也可为患者提供标准化的、经济的护理服务。以科学为依据的护理还可增加患者对治疗的依从性。

3. 对医疗而言 目前循证医学已成为医疗领域发展的主流,循证护理使护士以最新最科学的方法实施治疗方案,加强了医护间的协调和护理的科学性。传统的医护关系是命令与服从,循证护理将丰富护理学独立的理论体系,但一些医生还不是十分理解,也会感到不习惯。

4. 对社会而言 循证护理的理念将科学与技术结合起来,为成本-效益核算提供依据,要求医护人员在制订医护方案与实施时,考虑医疗成本。这有利于节约医疗资源,控制医疗费用的过快增长,具有不可忽视的卫生经济学价值。

5. 对护理教育而言 循证护理颠覆了教育中教师、教科书、课堂教学的主导地位,倡导培养学生学习兴趣,训练学生批判性思维,从科研方法学、计算机应用、英语能力等方面训练学生的循证能力,真正体现了学生在学习中的主导地位,为学生在离开学校后保持终生学习的意愿和能力打下基础。

四、循证护理实践面临的困难

护理科研相对于医学科研起步较晚,科研方法不成熟,缺乏符合护理学特点的研究方法。目前实施循证护理所面临的困难是:①护理科研质量不高;②护士缺编,日常工作压力大,再教育空间小;③护士学历偏低,缺乏计算机和统计学的基础知识。因此,推广循证护理学还需要做更多的努力。

五、循证护理学的发展趋势

21 世纪已经来到,循证护理学将成为推进经验护理向科学化护理迈进的重要方法。这是由于以下几方面状况所致。

(1) 随着世界经济文化建设的飞速发展,人民的生活水平、个人素质提高,人们要求更好、更安全的医疗卫生服务,但医疗卫生资源相对有限。而国外相关资料显示,在医院中推行循证医学和循证护理学能提高临床诊疗护理工作质量和卫生资源配置的有效性。

(2) 近年来,护理事业有了长足的进步,但大量的护理研究成果没有得到广泛的应用。分析其原因主要有:①缺乏系统的、集中的、精简的获取科研成果的途径,护士常常难以得知并了解新的科研成果。目前人们处于信息爆炸时代,世界上每年有 200 万篇有关生物医学的文章发表在 2 万多种杂志上。临床医生和护士及其他医务人员急需通过循证实践对资料进行整合,特别是在许多试验结果相互矛盾时,循证实践可以提供一个综合可靠的结果;②缺乏权威的评价和认证,医院常常为确保安全而限制了某些临床科研成果的推广及应用。循证护理学的推行将使以上两点得到很好的解决。以自我反省、审查、同行认证的方式进行评价,应用循证护理学所获得的结果,护士应多方面进行思考和评价,并根据资料总结成文,作为下一步工作的证据。

(3) 提供文献查询,护士可以了解世界其他地区护理研究的结果,避免重复研究造成的资源浪费。

六、推行循证护理的预测和展望

1. 循证护理的概念有待于反思和公认 苏格兰波茨莫斯大学 Rolfe 对其持不同的观点,认为目前的循证护理缺乏广泛的、护理角度的定义,循证护理似乎将 RCT 作为金标准,有过于趋附之势,应当对实证的基础理念进行反思。所谓"实证"应当用于对事件发生后的理解和判定,而不应在事先计划时起决定性作用。评价实证的最佳证据还应包含价格成本因素。

2. 循证护理的一种观念 如同整体护理一样,应渗透到护理的各个领域。长期存在的经验式护理模式和现代护理百家争鸣的局面阻碍了以科学为基础进行护理决策的行为方式。循证护理可以说是对东方文化和思维方式的挑战,但将西方的某种模式照搬也是行不通的。

3. 丰富循证护理的信息资源 目前,有说服力的护理研究信息资源有限,研究结果的传播与推广不充分。Sleight 对实证所引用的临床试验时间、可信度、研究人群等提出疑问,并指出实证的指南内容与建议不吻合的现象屡见不鲜,没有大规模的临床试验公认其经济效益。因此,实证尚需进一步完善。

4. 护理研究应与护理实践紧密结合 加拿大多伦多医院的 Simpson 强调,护理研究者与实践者应更紧密地联系起来。其好处是:一方面,直接给患者提供护理的护士最知道需要解决的问题;另一方面,护理实践者应充分利用护理研究者的优势,得到其指导。

七、循证护理对临床护士的要求

1. 提高上网文献检索能力。

2. 学习基本统计学及临床流行病学知识,对 RCT 及 Meta 分析有所了解。

(沈小平)

第二章 循证护理常用的统计学概念及方法

正在逐步兴起的循证护理学以统计学为重要支柱,来达到去伪存真并帮助临床护士得出更为科学的结论。

第一节 统计学基本知识

一、统计学常用的几个概念

总体(population):表示大同小异的对象(某个测量值)全体。

样本(sample):从研究总体中随机抽取的一部分有代表性的个体,其实测个体数的多少称样本含量或样本例数。

同质(homogeneity):一个总体中有许多个体大同小异,存在共性,这些个体处于同一总体。

变异(variation):同一总体内的个体间存在差异。

参数(parameter):是统计模型的特征指标,是对总体而言,其大小是客观存在的,然而往往是未知的,如总体均数(mean)和总体方差(variance)。

统计量(statistic):由观察资料计算出来的量,如计算观察样本中的个体得到的样本均数、样本方差。

抽样(sampling):从研究总体中抽取一部分有代表性的个体的方法。

抽样误差:抽样造成的这种样本均数与样本均数之间、样本均数与总体均数之间的差异。

概率:是描述某事件发生可能性大小的量,用符号 P 表示,取值范围在 $0 \sim 1$ 之间。概率是相对总体而言,属于参数。

频率:描述随机事件发生可能性大小的度量,是对样本而言的,用 f 表示。

小概率事件:统计学上常将 $P \leqslant 0.05$ 或 $P \leqslant 0.01$ 的事件称为小概率事件。

二、统计资料的类型及其特征

(一) 变量的类型

变量(variable):分成定性(qualitative)与定量(quantitative)两种类型。

1. 定性变量 分类变量(categorical variable)或名义变量(nominative variable)。分为二分类变量、多分类变量、有序变量。

(1) 二分类变量(binary variable),称为 0-1 变量。例如,性别(男女)、疾病(有无)和结局(生死)等。二分类变量常用 0 和 1 来编码,0-1 变量常称为假变量(dummy variable)或哑变量,可以和真变量一样参与计算。

(2) 多分类变量,如血型:A、B、AB、O 等。

(3) 有序变量(ordinal variable)或等级变量。分类变量的"取值"中自然地存在着次序。例如,问卷调查常问对某件事情的满意程度:极不满意、有点满意、中度满意、很满意、极满意。有些临床体检或实验室检验常用-、±、+、++和+++来表示测量结果。

2. 定量变量分为离散型变量、连续型变量

(1) 离散型变量(discrete variable):只能取整数值。例如,1 个月中的手术患者数、1 年里的新生儿数。

(2) 连续型变量(continuous variable):可以取实数轴上的任何数值。"连续"是指该变量可以在实数轴上连续变动,由测量而得到。例如,血压、身高、体重等。

(二) 各类资料的特征

1. 定量变量特征 有度量衡单位;多为连续型变量,可以带小数或整数;统计指标常为集中趋势与离散程度指标,如平均数、标准差等;统计分析方法有 t 检验、方差分析、相关与回归等。

2. 分类变量特征 不带度量衡单位;资料数据均为整数;统计资料常用相对数、比率、构成比等;统计分析方法如卡方检验等。

3. 有序变量特征 与分类变量不同,属性的分组有程度的差别,各组按大小顺序排列;它与定量变量资料不同,每个观察单位虽有数量上的差别,但不确切,因此又称为半定量资料;有序变量的分析方法常用秩和检验方法等。

注意:应分清资料的性质,结合实验设计方法,选用相应的检验方法。

三、统计工作的步骤

第 1 步:实验设计。
第 2 步:收集资料。
第 3 步:整理资料。
第 4 步:分析资料,包括统计描述(统计指标、统计表、统计图);统计推断,由样本统计量推断出总体参数(参数估计、假设检验);专业分析,选用适当统计分析方法。

四、死亡率、病死率、发病率与患病率

1. 死亡率(mortality rate) 指某地某年平均每千人口中的死亡数,它反映居民总的死亡水平。

2. 病死率(case fatality rate,CFR) 指在特定时间(1 年)内患某病者因该病死亡的百分比,可说明一种疾病的严重程度,也可反映一个医疗单位医疗水平和质量。

3. 发病率(incidence rate,IR) 表示一定时期内,在可能发生某病的一定人群中新发生某病的强度。

4. 患病率(prevalence rate，PR)　又称为现患率，指某时点上受检人数中现患某种疾病的频率。

第二节　实验设计、随机对照试验

一、实验设计三要素

实验设计三要素包括：受试对象(object)；处理因素(treatment)；实验效应(experimental effect)。

(一) 受试对象

受试对象是处理因素作用的客体，是根据研究目的确定的研究总体。根据研究目的不同，医学研究的对象可以是人、动物和植物，也可以是某个器官、细胞和血清等生物材料。

1. 按受试对象　实验可以分为以下 3 类：

(1) 动物实验(animal experiment)：其受试对象为动物。

(2) 临床试验(clinical trial)：其受试对象通常为患者。

(3) 现场试验(field trial)：其受试对象通常为正常人群。

2. 受试对象应作严格的规定　以保证其同质性和代表性。

(1) 同质性：动物的种类、品系、年龄、性别、体重、窝别和营养状况等。人群的性别、年龄、民族、职业、文化程度和经济状况、病情和病程等。

(2) 代表性：随机抽样。

3. 受试对象应满足两个基本条件　一是对处理因素敏感；二是反应必须稳定。

4. 选择受试对象　应明确其纳入标准(inclusion criteria)和排除标准(exclusion criteria)。

(二) 处理因素

1. 处理因素或受试因素　根据研究目的确定的欲施加或欲观察的，并能引起受试对象直接或间接效应的因素，简称处理或因素(factor)。它是根据研究目的确定的主要因素，处理因素在整个实验中应始终保持不变。

2. 非处理因素　与处理因素可能同时存在的能使受试对象产生效应的非研究因素。非处理因素干扰效应与所研究因素间关系的观察与分析，常常又称混杂因素(confounder)。

(三) 实验效应

实验效应是处理因素作用于受试对象的反应(response)和结局(outcome)，它通过观察指标(统计学常将指标称为变量)来体现。

1. 观察指标应具有客观性、精确性、特异性和灵敏性

(1) 客观性：客观指标是借助测量仪器和检验等手段来反映的观察结果，客观指标具有较好的真实性和可靠性。主观指标是受试对象的主观感觉、记忆、陈述或实验者的主观判断结果。主观指标具有随意性和偶然性。

(2) 精确性：包括准确度(accuracy)和精密度(precision)两层含义。准确度指观察值与真值的接近程度，主要受系统误差的影响；精密度指重复观察时，观察值与其均数的接近程

度,其差值属于随机误差。

（3）特异性和灵敏性:某指标的特异度（specificity）反映其鉴别真阴性的能力,灵敏度（sensitivity）则反映其检出真阳性的能力。特异度高的指标不易受混杂因素的干扰;灵敏度高的指标能将处理因素的效应更好地显示出来。

2. 指标的盲法观察　为消除或最大限度地减少主观偏性,在设计时常采用盲法（blind method）。

（1）单盲法（single blind method）:受试对象不知道自己分在哪一组。

（2）双盲法（double blind method）:受试对象和实验执行者均不知道受试对象分在哪一组。

（3）三盲法（triple blind method）:受试对象、实验执行者和统计分析人员均不知道受试对象分在哪一组。

二、实验设计的基本原则

实验设计的基本原则包括:对照（control）;随机化（randomization）;重复（replication）。

（一）对照原则

1. 目的　显露处理因素的效应;控制混杂因素和偏倚;判断不良反应。

2. 对照的形式

（1）安慰剂对照（placebo control）。

（2）空白对照（blank control）。

（3）实验对照（experimental control）。

（4）自身对照（self control）。

（5）标准对照（standard control）。

（二）随机化原则

随机化是使每个受试对象都有同等的机会被抽取或分到不同的试验组和对照组。

1. 随机化形式

（1）抽样的随机。

（2）分组的随机。

（3）实验顺序的随机。

2. 完全随机化

（1）编号:将 n 个受试对象编号,动物可按体重大小,患者可按就诊顺序。

（2）取随机数:可从随机数字表或计算器或计算机获得。每个受试对象获得的随机数可是一位数,也可是两位数或三位数,一般要求与 n 的位数相同。

（3）确定组别:根据受试对象获得的随机数决定受试对象在哪一组。分两组可按随机数的奇偶;分 k 组可按随机数除以 k 后的余数进行分组。

（三）重复原则

重复是指在相同实验条件下进行多次研究或多次观察。

1. 重复的情形

（1）整个实验的重复。

(2) 用多个受试对象进行重复,有足够的样本含量(sample size)。

(3) 同一受试对象的重复观察。

2. 重复最主要的作用　是估计实验误差。

三、常用的实验设计方案

(1) 完全随机设计。

(2) 配对设计。

(3) 随机区组设计。

(4) 交叉设计。

(5) 析因设计。

四、临床试验设计

1. 规范性文件　如《中华人民共和国药品管理法》,《新药审批办法》,《药品临床试验管理规范》(Good Clinical Practice,GCP),《化学药品和生物制品临床试验的生物统计学指导原则》。

2. 临床试验的分期

(1) Ⅰ期临床试验:为新药研究的起始期,往往在数名志愿者身上进行,必要时可包括患者,是初步的临床药理学及人体安全性评价。

(2) Ⅱ期临床试验:为新药临床评价最为重要的一期。盲法的随机对照试验(RCT),对新药的有效性和安全性作出初步评价,推荐临床给药剂量。

(3) Ⅲ期临床试验:为扩大的多中心临床试验,进一步评价药物的有效性、安全性。

(4) Ⅳ期临床试验:为药品上市后的监测。

(郎思旭)

第三章 综述的撰写

第一节 传统综述的撰写

一、综述定义及特点

综述是对某一时期某一学科范围内或某一专题所发表的大量原始文献中有价值的内容进行复习、综合评述。

1. 综述包括以下几类　Review（评论、回顾）；Advance（进展）；Progress（进步）；Survey（总览）；Editorial（编者述评）。

2. 综述特点

（1）比较全面、系统地反映国内外某一学科或专题在某一时期的发展历史、现状和发展趋势，其材料丰富，信息密度大，有引导、拓宽、加深、启发作用。

（2）提供回溯性检索文献的途径。其中参考文献的收集查准率高、相关性好。原始文献的大量资料数据观点被系统地集中归纳整理。

（3）综述文献实用价值高，使用寿命长。例如：美国著名综述杂志 *Mediciner* 称该刊的著者名单就是美国医学名人录。

二、述评

有述、有评、有论，并与预测相结合，有相当的可靠性、权威性、战略性，起到帮助决策预测参谋的作用；高质量的述评是确定学科发展方向等重大决策的依据，也是科研初步设计的基础。

三、综述和述评编写的步骤

1. 选题　立足：新、鲜、高、适。

2. 搜集与阅读文献　综述要具有准确性、代表性、科学性、可靠性。

参考文献的发表时间：一般选用近 5 年内，特别是 2～3 年内的文献，超过年限的文献，除动态性综述外，一般从略。

3. 拟提纲　综述包括：前言、主体、总结、参考文献 4 个部分。

4. 成文

(1) 前言:说明写作目的,有关概念,规定述评的范围,扼要说明有关问题的现状、趋向及争论所在。

(2) 主体:无固定格式,可按题目大小、内容多少、内在逻辑关系来安排。有以下 3 类:

1) 动态性综述:由远及近,时间顺序严格,反映阶段性成就。

2) 成就性综述:不需叙述历史现状,直接展示新成就、新技术、新进展。

3) 简介性综述:概括某专业、某专题的事实和现象,进行简介,综合论述,可不按时间顺序。

(3) 结束语:主体的最后是结语,应简要总结主体部分的内容、意义、价值、存在问题、发展趋势,述评文章应阐述作者的意见、主张和建议。

(4) 参考文献

1) 参考文献的作用:①为综述提供依据;②为读者提供文献线索。

2) 参考文献的要求:①引用资料成熟、可靠、新颖;②有代表性、权威性、创造性;③能反映专题发展阶段的成果,有理论和实践意义。

四、综述写作格式

(1) 标题。

(2) 作者。

(3) 单位。

(4) 关键词。

(5) 前言。

(6) 正文。

(7) 小结。

(8) 参考文献。

五、参考文献写作格式

1. 杂志　序号. 作者. 题目. 刊名. 年份,卷(期):起止页

2. 书籍　序号. 作者. 书名. 版次. 出版地:出版社,年份. 起止页

六、参考文献的管理

参考文献的管理可使用专用软件 NoteExpress、EndNote、Reference Manager 等软件。写综述时手工输入文中标引和文后参考文献列表,该过程既沉闷又容易出错,NoteExpress 等软件可以将参考文献题录作为文中注释插入文章中,同时可以在文章末尾按照各个期刊的格式要求自动生成参考文献列表。这样的处理既精确又快速,节约了作者的宝贵时间。

第二节　系统综述的撰写

系统综述(systematic review)是针对具体临床问题,系统全面地收集临床研究文章,用

统一的科学评价标准,筛选出符合质量标准的文献,用统计方法进行综合,得到定量结果,并及时更新。

一、系统综述的重要性

(1)由专业人员定期对相关临床研究进行严格总结。

(2)临床医生和护士能更快、更准确、更方便地了解最新医疗措施,指导临床实践,提高医疗质量。

(3)结论更真实、可靠,被推荐为疗效评价的金标准。

(4)为临床治疗、护理实践提供可靠依据。

(5)为临床科研提供立题依据,避免重复研究。

二、系统综述与传统综述的共同点

目的相同,能提供新知识和信息,让读者在短时间内了解某专题的研究概况和发展方向,获得解决某一临床问题的方法。均可能存在系统偏倚和随机错误。

三、系统综述与传统综述的不同点

系统综述与传统综述的不同点见表3-1。

表3-1　系统综述与传统综述比较

	传统综述	系统综述
研究问题	涉及范围广泛	常集中于某一问题
文献来源	不全面	明确,常为多渠道
检索方法	常未说明	有明确检索策略
文献选择	有潜在偏倚	有明确入选/排除标准
文献评价	方法不统一	有严格评价方法
结果合成	定性	定量/定性

四、系统综述的格式

(1)题目。

(2)摘要:结构式。

(3)前言。

(4)方法:文献检索、研究的选择、质量评估;数据摘录、研究特征、数据定量综合方法。

(5)结果:描述研究特征、数据定量综合。

(6)讨论。

(7)参考文献。

五、系统评价的步骤与方法

1. 临床问题的构建　临床问题的构建决定了研究的针对性和实用性,决定了相应临床研究的取舍。临床问题应具体说明人群类型(研究对象)、干预方式对比、感兴趣的结果类型、研究设计,为便于记忆,简称 PICOS(Participants, Interventions, Comparisons, Outcomes, Study)。例如,高血压药物治疗能否降低原发性高血压患者的心血管疾病和发病危险？应包括以下内容:研究对象是原发性高血压患者;干预方式是抗高血压药物治疗;对比是安慰剂治疗;结果是心血管事件或死亡;研究设计是随机对照试验(RCT)。只有研究共同临床问题的随机对照研究才能用于系统评价进行合并,保证各试验间的同质性是得出真实结论的基础。

2. 原始文献的获取　依据临床问题制订检索策略、检索数据库和查找索取原文,这是科学研究都要做的枯燥乏味的一步。而 Cochrane 系统评价优于传统综述的一点正是文献的全面性,力求收集到该领域所有已发表和未发表的 RCT,而不介入研究者本身的意愿。

3. 文献质量评价　为保证结果的真实性,Cochrane 协作网要求评价员对所纳入的 RCT 进行严格的质量评价。影响文献质量的因素除前面所述的平行对照、随机化、随机方案隐藏、盲法及对失访的意向治疗(ITT)分析而外,还包括研究的样本含量计算、受试人群同质性检验及统计处理方法等。一项 RCT 从设计、实行到撰写过程中对上述要素的把握将直接影响文献质量的高低及其在系统评价中所占的权重。

4. 数据的提取与合并　系统评价多有对临床结局指标的定量统计分析,将从多项 RCT 中提取出的相关数据进行合并,得到一个可用于指导临床决策的最可靠结果,即所谓的 Meta 分析。Cochrane 协作网发布的 Review Manager(Revman)即是专门用于 Meta 分析的规范化软件。数字往往容易被过度关注,事实上统计结果不等价于临床结果,系统评价的结论也不能由 Meta 分析的结果来代替,是非好坏应有综合的评价。

5. 结论陈述　Meta 分析所得出的仅仅是统计结果,评价员必须根据文献和临床实际情况得出具有一定实用性和针对性的临床应用建议。

6. 定期检索新发表文献　检索新发表文献要定期,并对系统评价进行更新,保持结论的真实性。

第三节　Meta 分析

一、定义

Meta 分析(荟萃分析)是指用统计学方法对收集的多项研究资料进行分析和概括,以提供量化的平均效果来回答研究的问题。其优点是通过增大样本含量来增加结论的可信度,解决研究结果的不一致性。

Meta 分析是对同一课题的多项独立研究的结果进行系统的、定量的综合性分析。它是文献的量化综述,是以同一课题的多项独立研究的结果为研究对象,在严格设计的基础上,运用适当的统计学方法对多个研究结果进行系统、客观、定量的综合分析。

二、Meta 分析的主要优点

(1) 能对同一课题的多项研究结果的一致性进行评价。
(2) 对同一课题的多项研究结果作系统性评价和总结。

(3) 提出一些新的研究问题，为进一步研究指明方向。

(4) 当受制于某些条件时，如时间或研究对象的限制，Meta 分析不失为一种选择。

(5) 从方法学的角度，对现阶段某课题的研究设计进行评价。

(6) 发现某些单个研究未阐明的问题。

(7) 对小样本的临床试验研究，Meta 分析可以统计效能和效应值估计的精确度。因此，设计合理，严密的 Meta 分析文章能对证据进行更客观的评价（与传统的描述性综述相比），对效应指标进行更准确、客观地评估，并能解释不同研究结果之间的异质性。Meta 分析符合人们对客观规律的认识过程，与循证医学的思想完全一致，是一个巨大的进步。

三、Meta 分析的起源

Meta 分析源于 Fisher 1920 年"合并 P 值"的思想。1955 年由 Beecher 首次提出初步的概念。1976 年心理学家 Glass 进一步按照其思想发展为"合并统计量"，称为 Meta 分析。1979 年英国临床流行病学家 Archie Cochrane 提出系统评价的概念，并发表了"激素治疗早产孕妇降低新生儿死亡率随机对照试验的系统评价"。

四、Meta 分析的基本步骤

(1) 简洁明确地提出需要解决的问题。

(2) 制定检索策略，全面广泛地收集 RCT。

(3) 确定纳入和排除标准，剔除不符合要求的文献。

(4) 资料选择和提取。

(5) 各试验的质量评估和特征描述。

(6) 统计学处理

1) 异质性检验(齐性检验)。

2) 统计合并效应量(加权合并，计算效应尺度及 95％的置信区间)，并进行统计推断。

3) 图示单项试验的结果与合并后的结果。

4) 敏感性分析。

5) 通过"失安全数"的计算或采用"倒漏斗图"了解潜在的发表偏倚。

(7) 结果解释、作出结论及评价。

(8) 维护和更新资料。

五、Meta 分析的目的及适用性

(1) 增加统计功效：由于单项临床试验往往样本较小，难以明确肯定某种效应，而这些效应对临床医生来说又可能是重要的。

(2) 解决各研究结果的不一致性。

(3) 寻求新的假说。

六、Meta 分析的局限性

(1) 没有纳入全部的相关研究。

(2) 不能提取全部相关数据。

（3）发表偏倚（publication bias）。

Meta 分析仅仅是系统综述中一部分，而且只是一个统计工具，它不可能将那些本身有问题的研究结果合成一个好的结果。

（郎思旭）

第四章 临床证据和网上文献的检索方法

第一节　文献检索基本知识

一、文献的类型与特点

1. 文献的定义　文献(document，literature)是记录已有知识的一切载体的统称，即用文字、图像、符号、声频、视频、编码等手段记录保存下来，并用以交流传播的一切物质形态的载体。

记录有关医学知识的一切载体称医学文献。

文献是信息、知识、情报的主要载体形式。

2. 文献的类型与特点

(1) 按文献载体的类型划分：印刷型、缩微型、机读型、声像型。

(2) 按文献内容加工深度分

1) 一次文献

定义：即原始文献，是指作者以本人的工作经验或研究成果为依据而创作的原始论文。

种类：期刊论文、学位论文、研究报告、专利说明书、会议论文等。

作用：是对知识的第一次加工，是情报的基础，也叫情报源，具有创造性、先进性和知识性，具有较高的情报价值。

2) 二次文献

定义：指对许多无序的一次文献进行收集、加工、整理而成的报道性、检索性的文献资料，是对知识的二次加工。

种类：题录、书目、索引、文摘等。

作用：二次文献即通常所说的"检索工具"，提供查找一次文献的线索。

3) 三次文献

定义：指利用二次文献并在其指引下，对大量一次文献进行综合分析研究，并加以浓缩和提炼而写成的文献，是对知识的第三次加工。

种类：年鉴、进展、述评、综述、手册、指南、专著等。

作用：高级情报产物，对原始文献的重新组织、浓缩、提炼、加工，反映的信息量大、系统性强,对了解某专题研究水平与动态具有指导意义。篇末附有该专题的大量参考文献,为读者提供了该专题主要文献的线索,因而又具有文献检索工具的功能。

(3) 按文献出版形式分:图书、期刊、科技报告、会议文献、专利文献、标准文献、政府出版物、学位论文、产品资料、技术档案、报纸、新闻稿、寄存手稿。

(4) 按文献获取难易程度分

1) 白色文献:完全公开发行,较易获得,如近期正式出版的图书、报刊、资料之类。

2) 黑色文献:完全不公开,如没有解密的政府文件、科研报告、技术档案或个人材料等。

3) 灰色文献:内部交流,未公开发行的非常规的文献(部分公开,部分未公开)。

3. 医学文献的发展特点和作用

(1) 特点

1) 数量多,增长快:期刊＝70％文献,医学期刊＝20％期刊。

2) 出版类型复杂多样。

3) 内容交叉渗透,分散重复。

4) 新陈代谢频繁,老化速度加快。

5) 发表的时间滞后严重:收稿到发表约1～2年。

6) 日益向缩微化、声像化、一体化、电子化发展。

(2) 作用

1) 积累、继承和交流的作用。

2) 反映医学科学研究的过程和成果。

3) 已发表的医学文献是确认研究人员对某一项发现的优先权的基本手段。

4) 评价一个医学科技人员及一个国家、单位的医学科技水平的依据。

5) 领导决策的依据:制定远期或近期发展方针、规划、计划,主要以医学文献为依据。

二、文献的构成与组织方法

1. 普通图书的结构　主要包括封面、封底(常印有图书的书名、责任者、出版者、丛书名)、书脊、书名页、出版说明、前言(序)、目次、附录、后记等。

参考文献格式:

(1) Norman IJ, Redfern SJ. eds. Mental Health Care for Elderly People. New York：Churchill Livingstone, 1996

(2) 书中的章节:Philips SJ, Whisnant JP. Hypertension and stroke. In: Laragh JH, Brenner BM. eds. Hypertension：Pathophysiology, Diagnosis, and Management. 2nd ed. New York：Raven Press, 1995：465-478

2. 期刊论文的组成　文章题目、作者、摘要、关键词、中图分类号、正文(原始论文的正文一般包括前言、材料与方法、结果、分析与讨论、结论、致谢、参考文献)。

参考文献格式:

(1) Vega KJ, Pina I, Krevsky B. Heart transplantation is associated with an increased risk for pancreatobiliary disease. Am Intern Med, 1996,124(11)：980-983

(2) …Semin Oncol, 1996, 23(1 Suppl 2)：89-97

(3) …Clin Orthop, 1995,(320)：110-114

3. 文献按形式和内容特征组织方法　图书馆文献组织与利用方法:图书馆藏书主要有图书、期刊两大类。按语种分为中文和外文,外文又包括日文、英文、俄文等。

图书按文种分别置于中外文书库,重要的专著和常用的工具书往往在特定阅览室单独排架。

期刊分现刊和过刊。新到馆期刊在阅览室陈列,通常 1 年后下架装订成合订本存入过刊库。

期刊的排架多数图书馆按刊名字顺排列,中文按刊名的汉语拼音或笔画笔形排,外文期刊按各文种的刊名字顺排列。有的图书馆按分类排列。

图书通常按学科分类排架,依据图书分类法。国内外有多种著名的图书分类法,我国使用最普遍的一种是《中国图书馆分类法》。

索书号由分类号＋书次号＋辅助区分号组成。如:R 741.04/8 神经病诊断学。

4. 参考工具书的类型与作用　参考工具书是指为查阅字、词、数据、事实资料等,并按照特定的方法加以编排,以供解难释疑时查考用的图书。

特点:参考性、概括性、易检性。

类型:字典、词典(dictionary)、百科全书(encyclopedy)、年鉴(yearbook)、手册(handbook)、图谱或图解(atlas)、名录和机构指南(Who's Who and Directory)、其他(书目、索引、文摘等)。

三、文献检索基本方法

1. 定义　广义的情报检索是指将情报按照一定的方式组织和存储起来,并按照情报用户的需要查找出有关情报的过程。所以其全称又叫情报存储与检索。狭义的情报检索仅指该过程的后半部分。

根据检索对象的不同,情报检索又分为文献检索、数据检索、事实检索。

2. 文献检索的作用

(1)继承和借鉴前人的成果,避免重复研究。例如,一用户做完某种胃切除术式的课题,经查询证实,结果十几年前就已有人做过。

协助决策者作出正确的决策。

(2)节省查找文献的时间。美国《化学文摘》总编辑 Bernler 曾举例:"假如一个化学家懂得 30 种语言,每小时有读 4 种杂志的速度,1 周之内用 40 小时来阅读有关化学专业的论文,从 1 月 1 日开始,要读完全年的化学文献,需 10 年以上的时间。"

(3)继续医学教育的作用:是医务人员提高素质和培养自学能力的重要手段。

3. 文献检索的方法

(1)工具法(常用法):指利用各种文献检索工具查找文献线索的方法,分为:顺查法、倒查法和抽查法。

1)顺查法:从课题发生的年代开始,由远及近逐年查找文献。如查艾滋病研究的文献,应从 1981 年发现第一例开始,一直查到最近最新的文献。特点:工作量大、投入多、费时,但能全面、系统地了解发展全过程。由于时间久远的文献老化严重,有时是不必要的。

2)倒查法:指按由近及远的时间顺序查找文献。重点放在近期文献,了解动态。比较灵活,可视查得的文献满意程度随时终止检索,节约时间,提高查获文献的质量,比较常用。主要用于科研选题、查新检索和论文查新。

3）抽查法：对科学发展历史比较了解的前提下，抽出某学科发展迅猛的几年，即文献发表比较集中的高峰期，进行文献检索。如 1988 年上海甲型肝炎大流行，要查甲型肝炎文献可抽查 1988～1990 年的有关检索工具。特点：省时间、效率高、必须熟悉学科发展情况。

（2）追溯法：利用现有文献（尤其是综述文献）正文后所附的参考文献为线索的检索方法。特点：陈旧、不全面，但简单，在无检索工具或检索工具不完善时用。

（3）分段法：又称交替法或循环法，即交替使用工具法和追溯法检索文献。

（4）浏览法：指直接浏览现刊的目录查找文献。由于文献检索工具报道的文献与一次文献的出版时间存在一定的时差，为查最新文献，可采用浏览本专业和相关期刊的每期目次的方法。特点：文献新，但费时、不系统、查获的文献不全面，只能作为辅助检索的手段。

四、文献检索工具的组成与特点

1. 检索工具一般由 5 个部分组成

（1）编辑使用说明：介绍检索工具的收录内容范围，文献条目的著录格式、编制方法及原则，使用的代号说明以及检索方法举例等，包括范例、使用说明、收录范围。

（2）目次表：揭示正文各部分的名称、排列次序、所在页码。有的目次表按分类排列，称分类目次。

（3）正文部分：是检索工具的核心部分，由大量的文献条目组成。按字顺、分类排列，顺序号。题录式、文摘式。

（4）索引部分：检索工具的检索功能主要体现在索引部分。一般有主题索引（Subject Index）、关键词索引（Keyword Index）、著者索引（Author Index）、分子式索引、生物分类索引、属类索引、药名索引等。

（5）附表：主要有引用文献表，即收录刊名一览表，有的单独成册，如 IM；有的附于检索工具末尾，如《中目·医》。还包括收录会议论文一览表、收录资料汇编一览表、文种缩写全称对照表等。

2. 手工检索的特点和作用　与计算机检索比较：从条件设备来看，手工检索条件简单，不需要借助复杂的设备，费用低；从检索效果看，手工检索比计算机检索费时、费力，检索效果差，途径不灵活。但手工检索仍发挥一定的作用。

我国目前处于计算机检索和手工检索并存的阶段，有些工具书不具备计算机检索的能力。

3. 文献检索工具收录范围的有限性与时间的时滞性　每种检索工具都在一定学科、专业范围、一定国家、文献语种或文献类型等范围内确定覆盖面，以适应不同的检索要求。覆盖面主要体现在收录出版物的种数，同时也体现在摘录文献的总数。有些数据库对所收出版物的文献并不是全部收摘。

时差是指文献出版时间与其在检索工具中得到报道之间的时间段。

五、文献检索的途径与步骤

1. 文献检索的途径

（1）根据文献的外表特征检索文献的途径

1）题名途径：书刊名称或文章名索引进行查找。

2）著者途径：外国著者姓名倒置的问题。

3）序号途径：专利说明书、科技报告。

（2）根据文献内容特征检索文献的途径

1）分类途径：按照文献内容在分类体系中的位置作为文献的检索途径，检索标志就是所给定的分类号码。

2）主题途径：通过文献内容学科性质的主题进行检索文献的途径。

3）关键词途径：指以从文献题名、摘要或正文中提取具有实质意义的语词为检索标识，按关键词字顺查找文献。虽然方便，但检索的误检和漏检率比主题词检索途径高。

其他：分子式索引、生物分类索引、属类索引。

2. 文献检索的步骤

（1）分析检索课题。

（2）选择检索工具。

（3）制订检索策略。

（4）查找文献线索。

（5）索取原始文献。

六、检索结果的评价

文献检索结果评价，实际上是对文献存储与检索系统的评价，结果的好坏反映一个检索系统服务性能的优劣。在评价检索系统的检索效果时，需要有一定的标准，一般常用的几条标准为：收录范围（coverage）、查全率（recall ratio）、查准率（precision ratio）、响应时间（response time）、用户负担（user effort）、输出形式（form of output）。

其中查全率和查准率是目前文献检索理论中流行的衡量检索效果最重要且最常用的指标。

查全率指系统在进行某一检索时，检索出的相关文献与系统文献库中相关文献总量的比率。

R＝被检出相关文献量/相关文献总量×100％，在60％～70％较好。

查准率指系统在进行某一检索时，检索出的相关文献量与检索出的文献总量的比率。

P＝被检出相关文献量/被检出文献总量×100％，在40％～50％较好。

与查全率和查准率相对应的指标是漏检率（miss ratio）和误检率（noise ratio）。

在查全率与查准率之间存在着矛盾的互逆关系。在同一个检索系统中，查全率提高，查准率就会降低，而查准率提高，查全率必然降低。

第二节 计算机文献检索方法

计算机检索的第1步准备工作是明确检索要求和检索目标。

明确检索要求就是要搞清楚本课题属于什么学科，所需文献的类型及语种，查找文献的年代，所需文献的最佳篇数，允许支配的检索费用。这些要求对选择数据库、构造检索策略都是十分重要的。

确定检索目标也是进行计算机信息检索前应搞清楚的准备工作。例如:如果属于开题调研,则应尽可能地检索出与之相关的全部文献,即要求较高的查全率,以便充分地做好开题的准备工作;如果属于探索性、开创性的课题,则只需要查出一些启发性的文献,对查准率和查全率要求都不一定有很高的要求。

一、课题分析

1. 课题概念的分析方法　分析课题就是分析出课题所涉及的主要概念,并找出能代表这些概念的若干个词或词组,进而分析概念之间的上、下、左、右关系。对于新学科、交叉学科和边缘学科的课题,则要搞清楚这些概念之间的关系。概念分析的结果应以概念组为单元的词或词组的形式列出,以便下一步制订检索策略时使用。

2. 隐含概念的分析方法　有些课题的实质性内容往往很难从课题的名称上反映出来,课题所隐含的概念和相关的内容需要从课题所属的专业角度作深入分析,才能提炼出能够确切反映课题内容的检索概念。例如:"社会保障"包含"养老保险"、"失业保险"、"医疗保险"和"社会救济"等概念,如果要检索社会保障方面的文献,应该析出上述概念,才能保证文献的查全率。

3. 核心概念的选取　有些检索词中已经含有的某些概念,在概念分析中应予以排除。例如:课题"公司劳动奖励、职工培训和养老保险制度管理的理论和实践",如果把"劳动奖励"、"职工培训"、"养老保险"、"公司"、"制度"、"管理"6个概念全部组配起来,则会造成大量文献漏检。实际上,劳动力资源管理已经包含了劳动奖励、职工培训和养老保险3个方面,而且劳动力管理必然是针对该3个方面而言的。因此,本课题只须采用"劳动力资源"和"管理"这两个本质概念即可。

为了提高文献的检准率,应该从相应的规范词表中选择所需的检索词,并且在确定检索词时,除了要考虑反映主题概念的同义词、近义词等相关的检索词外,还要注意选择被选用检索词的缩写词和不同拼法的词,以避免漏检有关的文献。

二、检索词的扩展、选择和处理

目前的计算机信息检索系统还不具备智能思考的能力,不会对所输入的检索词和涉及的所有词进行自动、全面的检索。因此,必须在概念分析的基础上列出与概念有关的词,从中作出选择,并利用截词等方法对检索词予以归并。

1. 相同概念的检索词的扩展　扩展相同概念的检索词的方法一般有同义词方法、主题词表方法和截词方法

(1) 同义词方法:在同一概念的范畴内,从语言角度选择不同的名称、不同的拼写方法和单复数形式。不同的名称包括学名和俗名、简称和全称、商品名和物质或产品名、事物的代码和事物的学名。不同的拼写方法,以英语为例,包括英式英语与美式英语的区别。

(2) 截词方法:当某些检索词词干相同、词义相近,但词尾或词中间有变化时(多数英语单词的单复数变化和英美不同拼写形式),可以采用截词方法扩展检索词。这种方法要求在词干后使用截词符。截词符一般包括"?"和" * "两种。具体采用什么形式,各个系统都有明确的规定。例:在 DIALOG 系统中,截词符号有无限截词算符("?")和有限截词("??"和

"???")等多种,"?"有时还用作字符屏蔽符。

(3) 主题词表方法:许多数据库都编有自己的主题词表。在数据库编有主题词表的情况下,应该尽量从词表中选择检索词。使用主题词表,不仅可以使检索词更加规范,提高检索结果的准确性,而且可以从同族词中选取更多的上位词、下位词、相关词,使获得的检索结果更为理想。

2. 检索词的选择和处理　运用上述方法得到的词,首先应加以选择,即注意选用本专业通用的术语(应避免使用冷僻词和根据中文术语自译生造的词),然后以概念为单位,构成组面(facets)。例如:课题"东西方社会保障制度比较研究"的概念组面和检索词为:概念组面 1:"社会保障""social security";概念组面 2:"制度研究""system research"。

三、数据库的选择

不同数据库的学科范围不同,检索指令不同,收费标准也不同。所以,在检索之前应该阅读有关数据库的使用介绍,以便选择数据库时做到心中有数。

选择数据库,我们一般应该遵循以下几条原则:

(1) 按照课题的检索要求和目的,选择收录文献种类多、专业覆盖面宽、年代跨度对口的数据库。

(2) 当需要查找最新文献信息时,选择数据更新、周期短的数据库。

(3) 当还需要获取原文时,选取原文获取较容易的数据库。

(4) 在同时有多个数据库可供选择的情况下,应首先选择比较熟悉的数据库。

(5) 当几个数据库的内容交叉重复率比较高时,应选择检索费用比较低的数据库。

四、检索策略构成和调整方法

在实际检索过程中,仅需一个检索词就能满足检索要求的情况并不很多。通常我们需要使用多个检索词构成检索策略,以满足由多概念组配而成的较为复杂课题的要求。

检索策略,又称提问逻辑,就是对多个检索词之间的相互关系和检索顺序作出的某种安排。构成检索策略就是运用计算机情报检索系统可以接受的方法,包括布尔逻辑算符、位置逻辑算符等方法,表达课题检索要求的过程。

1. 布尔逻辑算符　规定检索词之间的逻辑关系的算符,称为布尔逻辑算符。布尔逻辑算符包括逻辑"或(OR)"、"与(AND)"和"非(NOT)"。

(1) 或(OR)运算符:也可用"+"代替,是用来组配具有同义或同族概念的词,如同义词、相关词等。其含义是,检出的记录中至少含有两个检索词中的一个。OR 算符的基本作用是扩大检索范围,增加命中文献量,提高检索结果的查全率,OR 运算符还有一个去重的功能。在实际检索中,同一组面中含义相同的词,相互之间都使用 OR 运算符。另外,在使用截词方法检索具有相同词干的检索词时,这些词之间也自动地隐含了逻辑"或"的关系。

(2) 与(AND)运算符:也可用"*"代替,用来组配不同检索概念。其含义是检出的记录必须同时含有所有的检索词。AND 算符的基本作用是缩小检索范围,减少命中文献量,提高检索结果的查准率。在实际检索中,不同概念组面之间以及同一组面内的不同含义的词之间通常使用 AND 算符。

(3) 非(NOT)运算符:也可用"-"代替,但在检索时建议使用 NOT,以避免与词间的分隔符"-"混淆,NOT 算符是排除含有某些词的记录,即检出的记录中只能含有 NOT 算符前的检索词,但不能同时含有其后的词。NOT 算符的基本作用是缩小检索范围,提高检索结果的查准率。

2. **位置算符** 位置算符又称邻接算符(adjacent operator),适用于两个检索词以指定间隔距离或者指定顺序出现的场合。例如,以词组形式表达的概念、彼此相邻的两个或两个以上的词、被禁用词或特殊符号分隔的词等。位置算符是调整检索策略的一种重要手段。按照两个检索词出现的顺序和距离,可以有多种位置算符,而且对同一种位置算符,检索系统不同,规定的位置算符也不同。例如,Compendex 光盘数据库使用的位置算符"(N)"表示其两侧的检索词必须紧密相连,除开空格和标点符号外,不得插入其他词或字母,两词的词序可以颠倒;"(F)"表示其两侧的检索词必须在同一字段(如同在题目字段或文摘字段)中出现,两词的词序可以颠倒;"(S)"表示其两侧的检索词必须在同一句子中出现,两词的词序可以颠倒;"(W)"表示其两侧的检索词必须紧密相连,除开空格和标点符号外,不得插入其他词或字母,两词的词序不可以颠倒。

3. **字段限制** 字段限制也是调整检索策略的一种重要手段。它是限定检索词必须在数据库记录中规定的字段范围内出现的文献,方为命中文献的一种检索方法。如果想指定在题名等字段中查找所希望的检索词,就需要使用字段限制。字段限制适用于在已有一定数量输出记录的基础上,通过指定字段的方法,减少输出篇数,提高检索结果的查准率的场合。由于字段限制采用前缀和后缀的形式,因此又称为前缀限制和后缀限制,例如 Compendex 光盘数据库基本字段限制的用法是在需要指定字段的检索词后加上后缀运算符"/"和段码。这个数据库辅助字段限制的用法是在需要指定字段的检索词(有时检索词须放在双引号内)之前加上段码和前缀运算符"="。

4. **检索策略的调整** 检索策略输入检索系统后,系统响应的检索结果有时不一定能满足课题检索的要求,例如,检出的篇数过多,而且不相关文献所占比例很大;或者检出的文献数量太少,有时甚至为零,这时就需要调整检索策略。

调整检索策略之前,首先要分析造成检索结果不理想的原因。

(1) 对于输出篇数过多的情况,应分析是否是由下述原因造成的:①选用了多义性的检索词;②截词截得过短;③输入的检索词太少;④应该使用"与(AND)"的使用了"或(OR)";⑤优先运算符"()"使用错误。

(2) 对于输出篇数过少的情况,应分析是否是由下述原因造成的:①检索词拼写错误;②遗漏重要的同义词或隐含概念;③检索词过于冷僻、具体;④没有使用截词算符;⑤位置算符和字段算符使用过多;⑥使用过多的"与(AND)"算符。

针对上述原因,如果是属于需要扩大检索范围,应提高文献查全率。调整检索策略的方法有:①减少"与(AND)"算符,增加同义词或同族相关词使用逻辑或(OR)将它们连接起来;②在词干相同的单词后使用截词符(?);③去除已有的字段限制、位置算符限制(或者改用限制程度较小的位置算符)。

如果要缩小检索范围,提高文献查准率,调整检索策略的方法有:①减少同义词或同族相关词;②增加限制概念,用逻辑"与(AND)"将它们连接起来;③使用字段限制,限定检索词在指定的基本字段或者指定的辅助字段出现,限制检索结果的文献类型、语种、出版国家;④使用适当的位置算符;⑤使用"非(NOT)"算符,排除无关概念。

5. 输出格式和方式的选择　所谓输出格式的选择是对记录字段的选择;所谓输出方式的选择是指对屏幕显示、打印和存盘的选择。一般情况下,如果输出的是中间结果,属于基本字段的题目(TI)、文摘(AB)、叙词(DE)和识别词(ID)字段是必需的,这些字段有利于观察结果,对检索策略做进一步调整。如果是最终结果,可以根据时间、经费条件选择其中适用的格式。

输出方式的选择,要注意的问题是,数据库是否只允许打印、存盘选中的记录;在选定打印、存盘后,是否还须进一步选择"当前记录"、"全部记录"、"选中记录";另外如果是存盘,是否还有文件扩展名的限制。

第三节　常用循证护理网上数据库

一、中文数据库

1. 清华同方学术期刊网(CNKI)　是中国最大的数据库,内容较全。收录了 5 000 多种中文期刊,1994 年以来有数百万篇文章,并且目前正以每天数千篇的速度进行更新。阅读全文需在网站主页下载 CAJ 或 PDF 全文浏览器。

2. 维普全文数据库　文献收录 1989 年以来的全文。只是扫描质量有点差,1994 年以后的数据不如 CNKI 全。

3. 万方数据库　收录了核心期刊的全文,文件为 PDF 格式。

二、外文数据库

1. Cochrane 图书馆(Cochrane Library)　由国际 Cochrane 协作网制作,是目前临床疗效研究证据的最好来源。Cochrane 协作网制作的系统评价以光盘形式每 4 年向全球公开发行,系统评价的摘要可以在互联网上免费在线查阅。网址是:http://www.cochrane.org。

2. 循证护理杂志(*Evidence-Based Nursing*)　由英国皇家护士学院和 *BMJ* 联合主办。该杂志可以在互联网上在线检索。网址是:http://ebn.bmjjournals.com/。

3. 医学索引在线(Index Medicus Online,Medline)　由美国国立医学图书馆制作,收录了自 1966 年以来出版的 3 900 余种杂志全部文章的引文。目前可以在国际互联网上检索到多种不同版本的 Medline,其中以 Pubmed 最常用,可免费使用。网址是:http://www.ncbi.nlm.nih.gov/Pubmed/。

4. Embase 数据库(Excerpta Medica in the Netherlands)　是欧洲的一个收录了约 3 500 余种杂志的生物医学文献数据库,以其对药物研究文献的收录而著名,可在互联网上在线进行文献题目的查询。网址是:http://www.Embase.com。

5. 循证卫生保健杂志(*Evidence-Based Health Care*)　英国出版,旨在为卫生管理者和决策者提供卫生保健健康金融、组织和管理方面的最佳证据,可在互联网上进行在线查询。网址是:http://www.harcourt-international.com/journals/ebhc/。

6. Cochrane 协作网　制作的系统评价、Medline、Embase 等数据库均制作光盘,面向全世界发行,护士也可以通过光盘检索的方式进行查询。在国内较常用的光盘是中国生物医学文献数据库(Chinese Biomedical Literature Database，CBM)，CBM 是中国医学科学院医学信息研究所开发研制的综合性医学文献数据库。该数据库收录了自 1980 年以来 1 000 多种中国生物医学期刊，以及汇编、会议论文的文献题录。

三、网络

互联网为护士提供了丰富的信息来源。但由于互联网上的知识往往缺乏准确性，因此在阅读时应进行严格的质量评价。著名搜索引擎有：百度、google、yahoo 等。

（郎思旭）

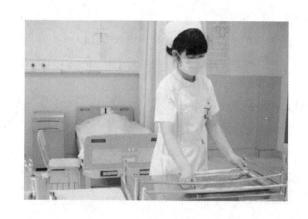

第二篇

循证护理在临床实践中的应用

第五章 循证护理在压疮护理实践中的应用

压疮,也称压力性溃疡(pressure sore),是指身体局部组织长期受压、血液循环障碍、组织营养缺乏,致使皮肤失去正常功能,而引起的组织破损及坏死。常见于长期卧床、脊髓损伤、慢性神经系统疾病(主要是脑血管病)、体质虚弱、各种消耗性疾病和老年患者。压疮是临床护理最常见的并发症之一,很容易发生感染,一旦恶化将会给患者带来极大的痛苦,严重者可危及生命。循证护理是以有价值的、可信的科学研究结果为依据,并提出问题、寻找实证,用实证对患者实施最佳的护理方法。它在压疮护理中有不可低估的积极作用,笔者将循证护理应用于长期卧床患者的压疮预防护理实践中,取得较满意的效果。

[案例]

患者,女,67岁,脑出血导致偏瘫10余年,长期卧床,生活条件差。1个月前发现骶尾部及右侧髂部出现皮肤溃疡,故入院治疗。入院时患者压疮形成面约2 cm×3 cm,消瘦,中度贫血,在言谈中表现对疾病的悲观情绪,缺乏信心和希望。

1. 提出问题

(1)压疮的形成与预防。

(2)具体实施哪些护理措施?

(3)如何改善患者自身身体状况和抵抗力?

2. 查阅文献

(1)检索网址:中国期刊全文数据库。

(2)检索策略:循证护理,压疮护理。

3. 评估证据 Berlowitz的研究表明,尽管压疮是体质低下时的常见现象,不是导致患者死亡的原因,但发生压疮的老年患者的病死率是未发生压疮的老年患者病死率的3倍。进一步的研究证明,发生压疮的老年患者的病死率与未发生压疮的老年患者病死率的比值比(OR值)为3.64($P<0.001$)和4.19($P<0.01$)。由此可见,压疮的治疗和护理对患者生理和心理的康复至关重要。

铃木惠子等提出:如果机体局部组织所受压力在9.3 kPa(70 mmHg)持续受压2小时以上,就能引起组织不可逆的损害,形成压疮,故不主张按摩压红的软组织。如果受压的局部组织持续发红,则表示软组织已受损,再予按摩将导致更严重的压疮。而压力可引起皮肤温度的升高,温度每升高1℃,能加快组织代谢并增加耗氧量10%。在持续压力引起组织缺氧的情况下,温度的升高将增加压疮的易发性。

蒋琪霞等应用动态护理对每例压疮患者实施个体化营养护理,提出压疮患者的营养摄入原则是提高热量、高蛋白和高维生素,并获得满意效果。在压疮发生的主要因素的解决中,分散垂直压力,避免剪切力、摩擦力,以及潮湿、受压时间是关键。杨英华等采用架格法、垫圈法等减轻局部受压,并指出 2 小时变更体位,保持局部清洁干燥。预防压疮,抬高患者床头不应超过 30°。半卧位时患者床头抬高 45°,患者最易滑动,增加骶尾部剪切力,5°～30°为宜。陈茜等认为,90°翻身时外踝、粗隆部产生很大的压力,提出应仰卧翻身或右斜 30°。坐位压疮患者使用气圈垫臀部压力过大,致使局部血供减少,应采用泡沫塑料或硅胶垫,并限制床头抬高。

4. 护理实践

(1) 压疮产生的危险因素

1) 局部组织压迫:压力、剪切力、摩擦力是压疮发生的主要因素,糖尿病、营养不良是发生压疮的主要危险因素。压疮的病理实质是受累皮肤的软组织缺血缺氧坏死。一般认为,毛细血管压力超过 32 mmHg 的持续压力即能引起内皮细胞损伤及血小板聚集,形成微血栓而影响组织血液供应。

2) 局部摩擦:皮肤经常受潮湿及摩擦等物理因素的刺激,如大量汗液、两便失禁、分泌物、呕吐物、衣物不平整、床单皱折有碎屑、翻身时拖拉、使用脱漆便器等,可导致皮肤角质层受损、抵抗力降低。其他还有护理操作方法粗暴,操作过程中有推、拉、拖等动作,按摩时未紧贴皮肤,且压力轻重不一,未做到环形按摩等不良刺激都是压疮产生的危险因素。

3) 营养不良:营养不良既是导致压疮的内在因素之一,也是直接影响压疮愈合的因素,因此营养支持就显得尤为重要。血清白蛋白<35 g/L 时,发生压疮的可能性增加 5 倍。贫血也是发生压疮的主要因素之一,血细胞比容<0.36 和血红蛋白<120 g/L 是较好的化验分界点,对压创的发生具有良好的筛选预测作用。

(2) 压疮的预防:提高护理人员的预防意识是防治压疮的基础,控制压疮的关键是预防,措施落实后即可避免压疮的发生,减少患者的痛苦,提高疗效。国外护理界人士认为,积极评估患者情况是预防压疮关键的一步,要求对患者发生压疮的危险性因素做定性、定量综合分析,常用的有 Braden 压疮评分法,其分值越小,压疮发生的危险性越高。使用评分法并对高危患者采取措施后,压疮的发病率明显下降 50%～60%。

(3) 压疮形成后的治疗措施

1) 解除压迫:经常翻身是卧床患者最简单有效缓解压力的方法,一般每 2 小时翻 1 次,必要时缩短时间每 30 分钟翻身 1 次。研究指出,90°翻身时外踝、粗隆部产生很大的压力,提出应仰卧翻身或右斜 30°。坐位压疮患者使用气圈垫臀部压力过大,致使局部血供减少,应采用泡沫塑料或硅胶垫,并限制床头抬高。使用糜子床垫,既利于分解压力、消除摩擦力,又利于受压部位保持清洁、干燥。

2) 创面的处理:腐败组织是感染发生的理想环境,它会导致炎症持续,阻碍组织恢复。快速清创术是清除坏死组织最迅速的方法,但不能用于需要临床技术处理的压疮。清除坏死组织的方法有器械切除(如利用手术刀)、自溶、酵解技术等。清洗伤口是为了加强伤口的清洁效果而又不会对伤口产生额外的伤害,应注意伤口冲洗的压力、温度以及每次冲洗时冲洗液的量。安全有效的冲洗方法是:采用 100～150 mL 的生理盐水冲洗,冲洗压力是 207～

776 mmHg,冲洗液的温度是室温。另外,可以对创面进行持续吹氧法,利用纯氧抑制创面厌氧菌的生长,提高创面组织供氧,改善局部组织营养代谢,并利用氧气流干燥创面,促进结痂。

3)敷料的选择:有研究指出,保持创面湿润有利于肉芽组织的旺盛生长。当伤口处于干燥状态时,会在伤口边缘形成干痂硬皮,故认为湿润更有利于创面上皮细胞形成,促进肉芽组织生长,加速愈合,但先决条件是要保证无细菌侵入。保湿的敷料可以使伤口环境最优化,能处理渗出液,并使压疮底部保持适当的湿润,因为湿性环境能够极大地促进细胞迁移、分化,形成神经和血管,促进伤口的愈合。

4)营养干预:大量研究表明,营养不良是压疮形成及预后的主要影响因素。因此,对于压疮患者应给予高蛋白、高热量、高维生素等易消化饮食,增进机体抵抗力,对组织的修复有益。

(4)心理治疗:对于压力大、不配合的患者,护理人员必须认真循证,善于观察患者的心理状态,进行积极的心理疏导和正性激励,同时联合患者家属、医生等一起给患者情感和心理上的支持,使患者以良好的心态配合护理治疗。对于不同类型的人,如临床医生、患者、照顾者,都应有针对性的进行教育,内容包括病因、病理和危险因素,伤口治疗的原则,营养支持,皮肤护理的计划,预防和解决压疮的措施等。

5. **总结与建议** 随着医疗卫生的发展和患者对医疗需求的不断提高,将循证护理应用于临床实践,强调了临床实践中的护理问题及出发点,将科研结果与临床专业知识、经验和患者的需求相结合,避免了护理工作的盲目性和主观性,使护理活动有证可循、有据可依。

■ 参考文献

[1] 殷磊. 护理学基础. 第2版. 北京:人民卫生出版社,2000.128~132.

[2] 李伟. 压疮护理新进展. 护士进修杂志,2002,17(1):20

[3] 王妮. 压疮护理与治疗的新进展. 现代医药卫生,2005.21(21):2993

[4] 陈茜等. 循证护理在压疮护理中的临床实践. 护士进修杂志,2002,17(11):6

[5] 冯桂香. 采用糜子床垫防治褥疮. 西北护理杂志,2001,2/(4):17

[6] 倪斐等. 褥疮相关危险性因素及循证护理的引入. 中国误诊学杂志,2004(07):1009

[7] 张长惠. 采用评分法针对危险因素预防压疮. 国外医学. 护理分册,1996,15(5):202

[8] 黄清云. 循证护理在压疮护理中的应用. 赣南医学院学报,2008,04

[9] 铃木美惠子,陈淑英. 现代护理学. 上海:上海医科大学出版社,1994.256~257

[10] 刘付玉荣. 11例Ⅱ期压疮病人的护理. 全科护理,2009,07(2):1076

[11] 李英. 循证护理在压疮预防中的应用. 中国误诊学杂志,2005(05)

[12] 张尉青. 1例Ⅱ度以上重症压疮的循证护理. 中国循证医学杂志,2008(09)

(张 默 叶 萌)

第六章 循证护理在妇产科临床护理实践中的应用

第一节 孕期运动

[案例]

小张刚怀孕 1 个月,就被家里人强行辞职在家休息待产,还不允许做任何体力活,就像大熊猫一样被珍贵地保护着。

1. 提出问题　怀孕期间是否需要运动?

2. 查阅文献

(1) 检索网址:中国期刊全文数据库、Medline、Cochrane Library。

(2) 检索策略:孕期,运动。

3. 评估证据　在 Timothy 有关运动与早产和胎儿生长的流行病学 Meta 分析中,有 5 项研究检验运动与早产的关系,其中 1 项系统回顾研究和 1 项对照研究显示阳性结果,并具有统计学意义;另 2 项组群研究和 1 项对照研究报道无相关性。Timothy 的 Meta 分析中有 4 项研究检验运动与胎儿生长受限的关系,其中 1 项组群研究和 2 项对照研究显示阳性结果,并具有统计学意义,1 项对照研究发现缺乏运动与低出生体重显著相关。Terry 的 Meta 分析显示,孕期运动不影响胎儿出生体重,但孕末期仍剧烈运动的母亲所生婴儿的体质量较对照组低 $200 \sim 400$ g。

MacPhail 等发现,孕晚期适度加大运动量仅引起胎儿心率的轻微变化。符合孕龄的胎儿中,没有观察到胎儿心率变慢。Feiner 等发现,在孕期握力计运动试验不会影响胎盘循环。

Clapp 等追踪了 52 名在怀孕时有持续运动的孕妇所生的小孩,发现他们在出生时的体重较轻,但脂肪比例也较少,在 1 岁后的发育及成长都与正常小孩无异。他们的另一项研究甚至显示持续运动孕妇的小孩,在 5 岁后的智力表现及手眼协调性上都比较好。在 1997 年,Kardel 等曾经针对 42 名怀孕 20 周以下的孕妇进行研究,这些人都是国家级或国际级的选手,把她们分成中度及高度运动量的组别,结果发现这两组的胎儿不论是产程、出生体重或婴儿的健康指数均无差别。

4. 护理实践　在产科保健材料中增加孕期运动的相关内容,做好产前的评估与宣教,让孕妇掌握运动的益处、最佳时机、强度、注意事项等,真正做到"优生"。

美国国家医学会的几点建议或许值得参考:一是利用心率来决定运动强度,一般而言以不超过每分钟140次为原则,并且避免在炎热和闷热的天气状况下做运动;二是每次运动的时间不应超过15分钟,且在运动前、运动中及运动后要尽量补充水分,以免导致体温过高的现象;三是要避免跳跃性、震荡性以及瞬间改变方向的运动;最后要注意避免做身体仰卧的运动。孕期适度的运动对孕妇有一定的益处,并概括如下:

(1) 使孕妇保持良好的心理、生理状态:不仅可以增强体质,加强自身免疫力,减少疾病的发生,还可以积蓄力量,有利于顺利分娩。

(2) 预防难产:运动能够增加腹肌的力量,孕妇在孕期如果保持适度运动,将使分娩时间缩短3小时,产后的恢复也比不运动的孕妇要好。

(3) 预防妊娠高血压综合征:妊娠高血压综合征与缺钙有关,运动可以促进身体对钙的吸收,使孕妇的舒张压降低,减少妊娠高血压综合征的发生率。

(4) 预防妊娠低血钙:由于妊娠期胎儿骨骼生长发育对钙的需求量逐渐增加,而胎盘分泌的大量雌激素又抑制母体对钙的吸收。在户外参加体育锻炼,经受阳光中紫外线的照射,可以促进身体对钙、磷的吸收,从而预防孕妇缺钙。

(5) 预防和控制妊娠期糖尿病:怀孕期间适度运动会消耗母体多余的血糖,对治疗和预防妊娠期糖尿病的发生有重要意义。运动可以调节胰岛素受体,改善胰岛素抵抗性,促进对糖类的利用。运动是对妊娠期糖尿病患者有效的非药物性干预措施。

除此以外,孕期适当的运动对胎儿也有益处,概括如下:

(1) 孕期运动是一种很好的胎教方式:孕期运动能刺激胎儿的大脑、感觉器官、平衡器官以及呼吸系统等的协调发育,对胎儿的神经系统发育有良好的影响。

(2) 孕期运动对胎儿生长发育的影响:孕期运动可促进胎儿的新陈代谢,既增强孕妇的体质又使胎儿的免疫力有所增加。在户外参加体育锻炼,促进身体对钙、磷的吸收,有利于胎儿的骨骼与牙齿的发育。

护理人员对孕妇的健康教育要全面,并指出孕期运动方式的最好选择。怀孕期间最好的运动方式就是散步和孕妇体操。散步是一种非常适宜孕妇的活动,每天早上起床或晚饭后,只要天气和身体允许,孕妇最好坚持去户外散步。散步时不要走得太急,要慢慢地走,以避免对身体震动太大或造成疲劳。散步时穿着应便于行动,鞋跟不要太高,最好是软底的鞋。尽量避开有坡度或有台阶的地方,特别是在孕晚期,避免摔倒。普通休闲鞋或运动鞋鞋底的防滑性差,不能保证行走的安全性;同时由于缺少减震装置,运动中对身体的震动太大很容易造成孕妇脚部关节的损伤,并影响胎儿的健康。因此,要想确保孕妇在健康、舒适的条件下保持充足的运动,必须穿专业的孕妇鞋。

5. 评估实施情况　怀孕期间适度运动可以帮助孕妇控制孕期的体重,不至于使体重增加过快。孕期保持合适的体重,会使分娩更容易、更轻松,产后也可在短期内恢复正常体形。适度运动会消耗母体多余的血糖,对治疗和预防妊娠期糖尿病的发生有重要意义。

第二节 孕 期 营 养

[案例]

  2008年,在某大城市的妇幼保健院接生的新生儿中巨大儿(4 kg以上)比例高达10％,而新生儿的合适体重应在3～3.5 kg之间。该院经过检测发现,该市偏胖的孕妇占很大比例,这说明孕妇的营养摄入过剩情况严重。现在孕妇营养不良的情况所占比例非常小,而出现最多的是孕妇营养失衡。

  1. 提出问题 一旦女性怀孕之后,是不是就应该"大补"?

  2. 查阅文献

  (1) 检索网址:中国期刊全文数据库。

  (2) 检索策略:孕期,营养。

  3. 评估证据 分析共纳入7项研究。

  (1) 3项共涉及1 123名孕妇的观察研究,比较了孕期合理营养组与常规营养组。结果显示:孕期不合理营养导致体重增加绝对值增加,提高了妊娠期高血压的发生率;孕期体重增加过多而出现的巨大儿及妊娠并发症发生增多等,将导致难产率和剖宫产率上升,并常伴随胎儿窘迫和新生儿窒息的发生率增高。2项的干预措施为:对照组产检时给予传统常规教育,包括上两次孕妇学校(中孕、晚孕),孕中期以孕妇保健、自我监护、胎教、营养及孕期注意事项为主,孕晚期以分娩前准备、分娩方式及分娩中的注意事项,产后和新生儿的护理为主(产检门诊还准备相关健康教育处方供孕妇及家属取阅)。实验组健康教育方法包括发放宣传资料、营养健康讲座、观看宣教幻灯及图片,进行健康营养咨询(门诊或电话咨询)。体质指数(BMI)≥24者由专人进行首次产检,了解孕妇基本情况,进行营养宣教并发放文字宣教资料和每周体重记录卡。孕妇每次产检时,测量体重,计算BMI,非产检周要求孕妇相对固定时间自测体重并记录在体重记录卡上。第2或第3次产检进行营养健康讲座包括家属,如BMI仍≥24者,介绍孕妇到营养咨询门诊,详细了解其饮食及活动情况,进行食谱分析,指导正确饮食和活动,随后进行电话追踪,有特殊情况酌情增加检查次数。

  实验组孕妇除进行常规的产检和教育外,着重就孕妇孕期体重过度增加问题进行宣教。内容包括:①向孕妇及其家属宣传孕期肥胖对孕妇及胎儿可能产生的危害性;②根据每名孕妇的BMI,由营养科医生制订个性化的食谱;③强调定期产检和测量体重的重要性。同时,鼓励孕妇多活动,尽可能参加一些有益的日常活动,如散步和轻体力家务劳动等,增加能量消耗,使其BMI尽量达到正常范围内。另一项的结论中,观察组的阴道分娩率比对照组明显提高,剖宫产率及阴道助产率与对照组相比明显下降。同时,观察组的足月胎儿出生体重<2 500 g者为零,2 500～3 500 g的百分率高于对照组,>3 500 g的明显下降,证明孕期科学营养,控制孕妇及胎儿体重有计划的增长,是降低难产的有效方法之一。同时也指出,是否接受过孕期保健及健康教育与孕妇的文化程度有关系,文化程度越高的孕妇越重视孕期保健及健康教育。孕妇的行为习惯及认知状况与产前保健教育有关,接受了产前保健教育者,其行为习惯及认知状况得分较高。此外,孕妇的行为习惯及认知状况与孕妇及其丈夫的文化程度和职业也有关系。

(2) 1项共涉及314例孕妇,研究了孕妇营养状况及其与产后抑郁的关系:超重组和肥胖组与正常体重组产后抑郁的发病率差异有统计学意义。此项研究主要以孕妇怀孕前 BMI(怀孕前体重/身高^2)、孕期增重(产前体重—怀孕前体重)作为研究指标,探讨孕前 BMI、孕期增重与产后抑郁、产后焦虑的关系。有关研究表明,肥胖是女性抑郁症状的危险因素,重度肥胖的相关性更为显著。此外,肥胖易导致内分泌代谢紊乱,妊娠高血压综合征、胎儿窘迫、新生儿窒息的发病率增高,难产、早产、死胎、死产和手术产的发病率增高,而这些因素是产后抑郁不可忽视的诱因。因此认为,对孕前 BMI>24 的超重和肥胖妇女,妊娠后应加强指导,作为产后抑郁的高危因素进行监护和指导。许多研究表明:孕期体重增加与胎儿体重呈正相关。孕期体重增加越多,巨大儿的发生率越高,手术产和各种并发症的发病率也随之升高。这些应激事件使产妇发生了剧烈的心理变化,紧张、担心、焦虑、恐惧,同时这些心理变化不利于甚至加重产科并发症的病情,从而形成恶性循环,最终诱发产后抑郁。此外,孕期体重增加过多,可导致产后肥胖,产后体型恢复困难,也加重了产妇的心理负担,导致产后抑郁的发生。

(3) 3项中,2项涉及1 947名孕妇的研究,比较了进行孕期营养健康教育组与未进行健康教育组的影响,1项未列出研究的孕妇例数,分析了进行孕期健康保健的优点。1项通过教育大课、个别指导、宣传小册子等形式,对孕妇进行孕期营养健康教育。结果显示,有孕妇因营养不良或营养过剩而患各种疾病。提示对孕妇进行有计划的孕期营养健康教育活动可有效降低妊娠期母婴发病率,提高母婴健康水平。

4. 护理实践　实践证明,营养过度即"大补"带来:①孕妇妊娠并发症增多,如妊娠高血压综合征和糖尿病;②巨大儿出生率增高;③剖宫产率和难产率增加。临床上已通过各种途径对孕妇营养进行健康宣教,合理控制体重,均衡营养,如北方女性爱吃咸,偏爱咸菜、酱油、烤鱼片和火腿等食物,钠元素的摄入量要远远高于南方女性,而过多摄入钠元素会使血浆渗透压升高,水由细胞膜进入血液中,发生细胞内脱水,从而出现口渴、昏迷和抽风等症状,发生妊娠高血压综合征。

专家指出,孕期的营养应有计划,而不是盲目的"大补"。合理的营养计划如下:

(1) 孕前:女性需要补充叶酸,一般在怀孕前3个月开始补,叶酸多含于鸡蛋、菠菜和西红柿中,但因为中国人习惯的烹饪方式,在实际操作中降低了叶酸的摄入量。

(2) 孕早期(0~3个月):因这时早期妊娠反应比较强烈,且胎儿发育慢,孕妇所需要的营养物质不是很多,所以只要像平时那样能正常饮食就可以了。而且,孕妇可以少吃多餐,油腻的东西不要多吃,以防体重增长过快。

(3) 孕中期(4~6个月):孕妇要多吃一些优质蛋白含量高的食物,如鸡蛋、牛奶、鱼、虾等。孕妇同时要摄入钙、铁和锌等微量元素,钙元素多含于鸡蛋、牛奶和豆制品中,铁元素多含于枣、黑色食品、瘦肉和豆制品中,锌元素则多含于海产品和坚果中。

(4) 孕晚期(7~9个月):孕妇在此阶段要再次注意控制体重,因为胎儿的生长主要在这3个月,此时不要摄入过多营养,同时要定期进行产前检查,以防巨大儿的出现。

5. 评估实施情况　对高于标准 BMI 的孕妇进行孕期健康教育指导,可减少孕期并发症的发生,获得良好的妊娠过程和妊娠结局,对其远期健康及再次妊娠也是有益的;还使产检护士自觉履行健康教育职责,进一步提高产检门诊健康宣教的质量。

第三节 产科护理

随着社会的发展、医学模式的转变,人们对健康的需求和服务质量的要求越来越高,临床实践中会遇到前所未有的冲突与困惑。产科服务对象是女性,在护理中存在许多安全隐患。现就产科护理临床实践中存在的问题进行分析,并探讨解决的对策。

[案例]

已怀孕8个多月的程女士先后去了两家妇产科医院进行相关的检查,其中她有点疑惑,为什么两家医院对她进行的检查有所不同呢,一家是阴道检查,另一家是肛门检查。

1. 提出问题 产程检查中,阴道检查能否取代传统的肛门检查?

分娩的全过程指从开始出现规律宫缩直至胎儿、胎盘娩出,称为总产程。一般需要十几个小时。临床上将总产程分为3个阶段,即医学上的三产程。第一产程,又称宫颈扩张期。是指从产妇出现规律性的子宫收缩开始至宫口开大10 cm为止。规律性的子宫收缩是指每10分钟内出现1～2次宫缩,以后随着产程的进展宫缩间隔时间逐渐缩短到2～3分钟1次,持续时间逐渐延长。一般初产妇因宫颈较紧,宫口扩张较慢,需11～12小时;经产妇宫颈较松,宫口扩张较快,需6～8个小时,而且宫口扩张的速度不是均匀的。宫口扩张3 cm以前,称潜伏期,平均2小时宫口开大1 cm,最慢速度每4小时开1 cm;宫口扩张3～10 cm称活跃期,宫口扩张速度加快,平均每小时宫口开大2 cm,最慢速度每小时开大1 cm。所以在这一阶段,尤其是在潜伏期,宫口扩张较慢。

2. 查阅文献

(1) 检索网址:中国期刊全文数据库。

(2) 检索策略:以"产程,阴道检查,观察"为主题词,通过维普全文数据库检索1998～2008年发表的文献,初检得到5篇;通过万方数据库检索1998～2008年发表的文献,初检得到105篇;阅读标题和摘要进行初选,排除与研究目的无关的文献,保留17篇文献进一步分析研究。17篇文献中均对研究对象进行随机对照试验(RCT)的系统分析,具有一定的价值和可靠性。

3. 评估证据 分析共纳入16项研究。

16项共涉及12 807名产妇,比较了传统肛门检查组与阴道检查组的差异。结果显示:两组母婴感染发生率比较差异无显著性意义。临产后,了解宫口扩张、胎先露下降及产程进展,国外采用阴道检查已是常规。在国内,一般都采用肛门检查,必要时才行阴道检查,而传统一般认为不超过2次,否则会增加感染。临产后阴道环境随产程进展而发生明显变化,造成了利于细菌生长的环境,行肛门检查时可使肛周外阴的各种分泌物逆行进入阴道,外来的细菌也随之进入,尤其肛门检查次数增多时,这种概率也增加。消毒后做阴道检查监测产程,随检查次数的增加,阴道细菌阳性检出率降低甚至阴性,这证明阴道检查并未增加感染,反而有降低感染的倾向。

阴道并非无菌环境,只是相对清洁的环境,行阴道检查是检查者通过阴道检查骨盆、宫颈、胎先露、胎方位的情况,并不进入宫腔。阴道检查前消毒外阴,戴无菌手套,只是在检查过程中可能通过手指端将阴道内的部分寄生菌带入宫颈口及胎儿先露部,但是肛门检查时反复的直肠黏膜刺激可增加阴道细菌的种数,肛门检查时将阴道后壁推向前上方,使手指与阴道之间隔着阴道后壁及直肠前壁,宫口、胎先露等不易触清,常需反复触摸辨别,从而使阴道壁与宫颈、先露部较长时间接触,增加感染机会。如果肛门检查不清或者需进行经阴道完成的操作,如人工破膜、徒手转正胎头等,往往肛门检查后接着再做阴道检查,增加了检查次数,感染机会相应增加,同时也增添了产妇的不适。而阴道检查则能一次完成。肛门检查时手指进出肛门将肠道细菌甚至大便带出,污染外阴部,细菌可能逆行进入阴道,引起感染。

1项研究指出,肛门检查组中通过肛门检查能够准确测定宫口大小及胎先露情况的病例占82.1%,因估测宫口大小错误而过早或过迟干涉产程的病例占8.9%。而阴道检查组中了解产程进展的正确率达100%。其中10项研究指出阴道检查的准确率较肛门检查高。阴道检查能直接摸清胎位,并能触清矢状缝及囟门的位置,确定胎位,准确评估宫颈条件、宫口开大程度,估计分娩难易,以决定其分娩方式,对宫颈水肿产程停滞能及时发现、及时处理,还能及时发现脐带先露或脱垂,将对母婴的不利因素扼杀在萌芽状态。

4. 护理实践　由此可以看出产程检查中选择阴道检查的优点:阴道检查能准确了解宫口大小、先露情况,遇有异常能及时发现并处理,减少检查次数。而肛门检查的准确率低,常因检查错误、产程处理不当增加难产率。肛门检查产妇不易接受,特别是农村妇女有时指出检查部位错误,还要做一番解释工作才能进行。肛门检查时手指强行通过肛门括约肌插入直肠,产妇深感不适,反复刺激直肠前壁及阴道后壁使之水肿,并有疼痛和坠胀的感觉,有痔疮的产妇更痛苦,也增加了阴道后壁裂伤的发生率。而阴道壁宽松一般无明显不适感,易于接受,且操作简单方便,只需碘伏棉球消毒外阴、戴无菌手套即可。肛门检查时要无菌卫生纸盖住外阴,避免手套将大便带出污染外阴。农村妇女卫生条件差,检查时仍需消毒外阴及肛周戴无菌手套,操作更繁琐。

因此认为产程中应用阴道检查具有感染率低、准确率高、产妇易于接受、操作方便等优点,可适用于所有孕产妇和各级医院。随着现代医学模式的转变,护理是以患者为中心的身心护理,为患者排忧解难是义务工作者的责任。研究发现肛门检查给产妇带来的不适感、疼痛感大于阴道检查,就产妇本身而言,特别是初产妇会感到紧张与恐惧,所以应该想办法尽可能地减少产妇的不适感与痛苦。随着临床更广泛的研究,阴道检查的好处会越来越多地被人们所认识,所以产程中肛门检查有可能完全被阴道检查所代替。

阴道检查前用新洁尔灭酊纱球消毒外阴,各医院可根据现有的条件采用不同的消毒剂,如碘伏、新洁尔灭纱球等消毒。如无其他操作需要,一般阴道检查前检查者不需更换洗手衣及洗手,戴无菌手套即可,既简单又方便。

5. 评估实施情况　目前,中国三甲以上的各大综合性医院及妇产科医院已相继采用阴道检查进行产程观察。从产妇的各项指征可以看出,产妇进行阴道检查不适感减轻,比较容易接受,真正做到了以人文关怀为中心的医疗模式,阴道检查取代肛门检查势在必行。

■ 参考文献

[1] 周兰英. 产程中阴道检查和肛门检查的应用比较. 中国保健杂志,2005,13(14):66

［2］刘冰艳,蔡青,胡斌,等.产程观察中阴道检查代替肛门检查的临床研究.中华临床医学杂志,2007,8(2):79～80

［3］李莉.产程中阴道检查代替肛门检查的应用.中国基层医药,2001,8(4):292～293

［4］袁瑞侠.产程中阴道检查代替肛门检查可行性研究.河北医学,2001,7(2):145～147

［5］梁秀珍,武翠娥.产程中阴道检查与肛门检查的对比观察.包头医学院学报,2002,(4):348～349

［6］王秋云,余桂华.产程中阴道与肛门检查对母婴感染的比较.现代医药卫生,2004,20(13),1259～1260

［7］谢康云,钟燕青,曹泓,等.产程中阴道检查代替肛门检查的初步研究.中国实用妇科与产科杂志,1999,15(11):753～754

［8］陆瑞光,何卫权,宋勤奋,等.监测产程中阴道检查代替肛门检查的临床研究.中华护理杂志,2005,40(2):84～85

［9］孙梅红.阴查替代肛查用于监测产程的临床探讨.淮海医学.2001,19(6):498

［10］刘艳霞,周洁.产程中肛门检查与阴道检查对产妇及胎儿的影响.中国护理研究,2007,21(1):234～235

［11］潘丽霞,田玉燕,胡新宇,等.孕期营养教育对孕妇体重变化及新生儿出生体重的影响.中国误诊学杂志,2008,8(3):575～576

［12］胡晨,戴咏梅,吴小丽,等.孕期营养宣教效果初步评价.热带医学杂志,2007,7(12):1194～1196

［13］焦亚萍,张瑞芳,麦炜碧,等.营养健康教育控制孕妇体重对妊娠过程、妊娠结局的影响.现代临床护理,2006,4(1):1～3

［14］庄桂花,吐尔逊古丽.孕期健康教育干预对足月胎儿体重的影响.当代护士,卷(6),35～36

［15］张国琴.孕期营养、心理状态与产后抑郁症的相关性研究[D].石河子大学;2008年

［16］文晓红,蔡丽文.浅谈妊娠期营养指导及心理护理.亚太传统医学,2009,5(7):195～197

［17］潘朴芬,吕晓芳.妊娠期营养的健康教育.职业与健康,2008,24(9):896～897

（穆传慧　叶　萌）

第七章 循证护理在精神科临床护理实践中的应用

人的精神活动是一个复杂的过程。精神科护理人员不能直接通过病理检查等手段来获取患者的信息资料，而是需要对患者的思维、情感和行为的观察来分析、判断其病情以采取相应的护理措施。鉴于学科的局限性和特殊性，循证理论的运用尚处于初始阶段，目前很多研究病例由临床观察和专家的经验推荐。现就精神科专科护理中常见的、专有的护理问题，通过 Cochrane Library 及清华同方网站的查证工作（1994～2007 年），整合研究领域已查找的各类实证，为护理临床操作提供理论依据，供同仁参考。

[案例一]

护士小王满怀信心地选择了精神科专业。当她走进病房面对精神病患者时，却不知所措，恐惧感油然而生。患者主动与她打招呼，她也不敢大胆回答，只是跟在带教老师身后，或怯怯地望着患者。对此遭到患者的批评和不满。

1. 提出问题　接触精神病患者应掌握哪些技巧？
2. 检索策略　精神病患者，接触，沟通，技巧。
3. 评估证据　分析共纳入 12 项研究。

（1）2 项涉及 95 名护士和 80 例患者的就影响护患沟通因素的问卷调查。结果显示：85%的精神患者认为护士的态度是影响护患沟通的因素。护士应主动与患者接触，以温和的态度、诚恳的语言，给患者关心与体贴。尊重其人格，以接纳、理解、容忍的态度面对精神病患者的异常行为和言语；希望每天能与护士交流 15～30 分钟，倾诉内心痛苦，从护患沟通中获得与健康相关的知识，并得到心理上的支持和安慰；护理人员要相对固定，既有利于患者病情的全面掌握，又有利于护患间的相互沟通。

（2）10 项有关接触精神病患者应掌握的技巧及专家的建议。结果显示：护士接触患者应善于运用非言语性沟通技巧：着装整洁、举止端庄，适当运用沉默和倾听，注意交流速度，以朋友谈心的方式进行有效的交流。接触不同病症的患者，需采取下列不同的方式：①接触易激惹、冲动的患者，要注意接触方位，要站在患者侧面，勿正面对峙；②接触有不礼貌行为的患者，应保持一定距离，必要时请其他工作人员陪同在场；③接触态度蛮横、抵触情绪较重的患者，可以从谈家常、询问职业爱好等开始，因势利导，由浅入深地达到接触目的；④对曾打骂、羞辱过自己的患者，切莫与患者争吵，更不能训斥、讽刺、挖苦、歧视和报复患者；⑤接触癔症患者时，应掌握好适度，勿过分迁就和在患者面前谈论其病情与其他事情，以免产生暗示作用而加重病情;⑥接触多疑敏感、具有妄想症状的患者时,注意言行得当,勿在患者面前窃窃私语或谈论病情,以免使其妄想泛化;⑦接触情绪低落、抑郁型患者时,要态度温和、亲切、周到,注意发现和掌握患者的病情特点、心理动态和影响病情的因素,针对性地进行因势利导,减轻患者消极情绪,消除消极行为;⑧接触木僵患者时,避免大声喧哗,勿在患者面前谈及其病情,更不能埋怨、厌烦患者,因为患者对木僵期间的感受可全部回忆,以免造成心理负担。

4. 护理实践 临床上制定了精神科护士职业道德标准,督导护士自觉遵守道德规范,对新进护士进行岗前培训,带教传授接触患者的技巧。

5. 评估实施情况 合理运用各种接触沟通技巧,不仅能消除护士接触精神病患者的恐惧感,而且能使患者从护理人员的"言行"中得到安全、信任和被尊重感,体会到护士的关心与爱护,建立友好、健康的护患关系。

[案例二]

午餐后小王看见护士将药逐一地发到患者手上,看着患者服下后又检查了口腔,觉得很是奇怪。这种情形在其他医院可没有见到过,心生疑窦。

1. 提出问题 为什么精神科药物必须在看护下给服?
2. 检索策略 精神病患者,服药,依从性。
3. 评估证据 分析共纳入22项研究。

(1) 12项共涉及2 517例患者的疾病复发率与患者拒药行为原因的调查研究。结果显示:精神分裂症首次治疗后有81.9%的患者在5年内复发,其中22%~55%的患者在1年内复发。影响患者拒药的主要原因是存在幻觉妄想,自知力缺乏,否认有病,害怕药物损害健康或出现明显的药物反应而影响工作和学习。

(2) 1项涉及378例住院6个月患者服药依从性的调查。结果显示:主动拒药者计81例(21.4%),其次为藏匿15例(4%),服药后催吐6例(2%)。

(3) 6项共涉及537例患者运用认知治疗干预措施增强服药依从性的对照研究。结果显示:干预组的症状评分明显低于对照组;治疗依从性明显提高,随着干预时间的延长,此趋势更明显,两组比较有显著差异。精神病患者服药的依从性与自知力的恢复呈正相关;认知治疗能促进患者自知力的恢复,提高治疗依从性。

(4) 1项200例对出院患者的随访研究。结果显示:随访能够提高出院患者的服药依从性。

(5) 3项集专家经验。认为精神疾病复发率高,通过家庭干预、社会支持以及强化患者服药依从性,可降低疾病的复发。

4. 护理实践 对精神病患者看护下服药作为护理人员必须遵从的操作规范。

5. 评估实施情况 患者在护理人员的看护下服药主动性增强。藏药和拒药行为得到及时地制止,确保治疗效果。

[案例三]

小王看到康复治疗护士每天都很认真地指导精神患者做工疗,还手把手地教他们。有些患者却坐在一旁不愿参加,护士便上前去鼓励或强制他们参加。小王想:这又不是服药,何必这么认真?

1. 提出问题　工娱治疗能促进精神病患者康复吗?

2. 检索策略　精神病患者,工娱治疗,音乐治疗。

3. 评估证据　分析共纳入11项研究。

(1) 4项共涉及370例精神分裂症患者,探讨工娱治疗对康复的对照研究。结果显示:工娱治疗组治疗后生活质量量表评分较治疗前显著改善,与非工娱治疗组差异显著。

(2) 5项共涉及696例患者,运用音乐治疗对精神分裂症和抑郁症患者的前后对照研究。观察结果显示:音乐疗法可通过听觉直接作用于下丘脑和边缘系统等大脑主管情绪的中枢,产生调节患者精神状态的引导作用,缓解抑郁和焦虑情绪;可增加运动活动量、与人交往能力,并明显改善对周围事物的兴趣。

(3) 2项共涉及30例精神障碍患者工娱治疗的观察研究。结果提示:精神障碍患者可以通过简单劳动、音乐治疗、舞蹈治疗、阅读书画和体育活动等工娱治疗,缓解精神症状,促进疾病康复,防止衰退,提高患者适应外界环境的能力。

4. 护理实践　近年来借鉴国外的先进经验和方法,工娱治疗形式应运而生。绘画、书法、体能锻炼、音乐治疗、舞蹈治疗、手工制作、森田治疗等,已成为精神疾病治疗中的辅助治疗。

5. 评估实施情况　工娱治疗能改善慢性精神分裂症患者的阴性症状,转移患者注意力,改善焦虑与抑郁情绪,促使患者与周围环境、人群保持接触;提高患者的生活质量,促进社会功能恢复。

[案例四]
　　带教老师反复叮嘱小王仔细阅读病房安全管理制度,而且在一些规定的时间和工作环节中不能遗忘对患者与环境的安全检查。

1. 提出问题　精神科病房必须定时安全检查吗?

2. 检索策略　精神科,安全问题,管理。

3. 评估证据　分析共纳入16项研究。

(1) 16项均为专家临床经验。认为:精神病患者发病住院期间,大脑功能紊乱,导致认知、情感、行为和意志活动不同程度的障碍,常常会出现自伤、自杀、冲动、毁物、出走、危害社会等一系列意外事件。安全问题在精神科护理工作中非常重要。影响护理安全的主要因素有:环境因素、疾病因素、患者违医行为、人员和技术因素、护理管理因素。

(2) 集专家建议:①防止患者将危险物品,如玻璃器具、刀、剪等带入病房,故在患者入院时都要更衣做好安全检查;②患者要在护士的监督下使用针线、刀剪和吸烟;③家属探视或患者回家返室时均须安全检查,防止将危险物品带入病房;④病房的钥匙、保护带等定点放置、定时交接,发现遗失及时寻找,以防患者将其带入病房作为自杀、自伤的工具;⑤患者服药后要认真检查口腔和手心,确保患者把药服下后方能离开,避免患者积存药物一次吞服,造成意外;⑥确保病房设施安全,不可露有任何尖硬物品,需要时应加上安全罩。

4. 护理实践　每天进行床单位检查,每周1次对病房设施及个人的安全大检查,切断一切因危险物品引起患者意外的不安全途径;发现隐患及时交班,责任到人。

5. 评估实施情况　认真贯彻执行精神科安全制度,保证医护人员与患者的人身安全。

[案例五]

那天,小王包干的一位患者发热,需注射青霉素,皮试结果却是阳性。带教老师让小王去给这位患者做健康宣教。小王认为精神病患者伴有精神症状,与其沟通困难。

1. 提出问题　怎样对精神病患者进行健康宣教?
2. 检索策略　精神病患者,健康宣教。
3. 评估证据　分析共纳入16项研究。

(1) 3项共涉及387例首次住院患者实施健康宣教的对照研究。结果显示:实验组接受常规治疗加系统的健康指导后,患者在掌握相关知识、恢复自知力、增强服药依从性等方面与对照组比较具有统计学意义,对护士的满意度显著提高,明显高于对照组。

(2) 5项涉及602例康复期住院患者实施健康宣教的对照研究。结果显示:实验组在提高患者的服药依从性、改善生活质量及社会功能的康复要明显高于对照组。

(3) 8项集专家观点。认为需充分考虑精神病患者的特点,探索有精神病专科护理特色的健康教育模式。精神病患者的健康教育除医学知识外,还与心理、教育、家庭、社会、环境等因素相关,是一个综合性很强的整体工程。健康教育应以加强患者对疾病的认知控制、维持健康的自我认识为主要目标。可分为3个阶段实施:入院初期,应以劝导患者接受常规治疗、生活自理为重点;康复期教育则以讲解病因、药物作用及主动配合治疗为重点;出院前期健康教育的重点是激发他们逐渐形成稳定持久的健康观念和健康行为,掌握自我调控技巧,指导患者如何恢复人格和自信心。以坚持服药预防复发,减少致残率为重点。

4. 护理实践　由护士依据精神科健康教育计划,针对患者的文化程度、社会背景、年龄、病因、病程等分阶段进行个体宣教和集体讲课,并做各种社会功能的康复训练。

5. 评估实施情况　健康教育满足了患者需了解相关知识的要求,对促进患者康复、稳定病情可以起到积极作用。

[案例六]

面对那些既幼稚又可怜的老年痴呆患者,小王很是同情,想为他们做些什么,可却无从着手。

1. 提出问题　哪些是老年痴呆患者的护理重点?
2. 检索策略　老年痴呆,护理,训练。
3. 评估证据　分析共纳入12项研究。

(1) 1项共涉及263例血管性痴呆患者认知功能障碍的原因调查。分析发现,受教育水平越低,认知障碍越严重;年龄越高,认知障碍程度越严重。

(2) 3项共涉及481例老年痴呆患者与健康人群的对照研究。结果显示:痴呆患者的认知损害较健康人群有显著差异;其认知功能全面受损,记忆减退尤为明显,记住新知识的能力缺陷。

(3) 5项共涉及189例患者认知训练与生活能力训练后的自身对照研究。结果显示:训练12、14周后老年痴呆患者的智能状态及生活自理能力的改善是有效的,记忆能力有所提高,其缺陷程度在训练前后有明显差异。

（4）3 项集专业人士的护理经验提出：应指导老年人促进用脑，有目的地加强定向力训练、体能锻炼，制订具有针对性的训练程序。尤其是早期患者，尽可能地多活动，以维持和保留原有的能力，延缓衰退的速度，同时给予生活照护。

4. **护理实践**　在病床旁的墙壁上贴有老人喜爱的图画，画内有动物、植物，甚至是日常用品等，让老人根据墙壁的图画确认自己要去的地方和床位；组织老年痴呆患者进行各种身体力行的有趣活动，如打麻将、打牌、下棋、看电视、听音乐、摆各种拼图，给老人阅读新闻和喜爱的书籍，看画报，天气适宜时带老人到户外活动；生活自理能力差的患者，护理上要注意饮食营养和日常生活料理等协助。

5. **评估实施情况**　为老年痴呆患者实施有计划、有目标的重点护理措施，可提高其住院生活质量和延缓病程进展。

［案例七］

一次，有一位行无抽搐电休克治疗的患者意识清醒后，偷吃了其他患者的点心险些梗阻，幸好被护士及时发现，抢救忙乎了一阵，才把患者的命给捡了回来。小王身临其境，吓出一身冷汗。

1. **提出问题**　无抽搐电休克（MECT）治疗前后需禁食几小时？
2. **检索策略**　无抽搐电休克，治疗，护理观察。
3. **评估证据**　分析共纳入 17 项研究。

17 项共涉及 2 117 例 MECT 治疗患者均为专业人士的护理观察研究。结果显示：患者治疗后 2 小时内脉搏、血压无显著差异，但呼吸有差异，表现为治疗后 30 分钟呼吸频率较慢；患者意识恢复后，出现 1～2 小时的深睡状态，易出现舌的后坠；硫喷妥钠可以导致贲门括约肌松弛，易引起胃内容物反流现象。专业人士建议：空腹时间过短，在治疗过程中可发生呕吐，而未消化的呕吐物可堵塞气道引起呼吸骤停，故 MECT 治疗必须在空腹或餐后 4 小时进行；治疗前需停服一次抗精神病药，治疗后患者吞咽反射尚未完全恢复前 4 小时内严禁饮食、服药，神志完全清醒后方可进食。

4. **护理实践**　为保证治疗安全起见，治疗前 6 小时内禁食、禁水。治疗前酌情停服一次抗精神病药，治疗前 30 分钟常规测体温、脉搏、呼吸、血压，治疗 2 小时后可在护理人员严密监护下饮流汁或半流汁，4 小时后进软食，6 小时后正常进食。首次治疗前测体重，个别易引起呼吸抑制的患者在治疗前 30 分钟按医嘱静脉注射阿托品 0.3～0.5 mg。

5. **评估实施情况**　若未做到禁食，必须停止当日治疗。严格执行 MECT 治疗操作规范后，可以杜绝窒息隐患，确保治疗安全。

［案例八］

工作一段时间后，小王感到心理压力很重。心想：从事这门专业不是件容易的事情，如果要自己像带教老师一样坚守这一岗位，不知该用怎样的方法来改变自己的现状。

1. **提出问题**　怎样维护精神科护士的心理健康水平？
2. **检索策略**　精神科护士，工作压力，倦怠情绪，心理健康。
3. **评估证据**　分析共纳入 33 项研究。

（1）8 项共涉及 876 份对精神科护士工作压力及影响因素的问卷调查。结果显示：年轻护士的倦怠情绪非常明显，但职业倦怠与人格因素有关，与其文化水平呈负相关；随着工作年龄的增加、自控力增强，其工作压力有所下降。

（2）3 项共涉及 464 例精神科与综合科护士有关工作满意度的对照研究。结果显示：精神科护士在社会方面、工作性质和工作强度、继续教育和职业需求方面，与综合科护士相比有显著性或非常显著性差异；精神科护士对自己工作中安全性的满意度较非精神科护士差。

（3）19 项共涉及 2 903 名护士心理健康状况调查。结果显示：精神科护士面对的是特殊群体，因此工作压力大、风险大、责任重、社会支持力偏低，易造成护士的倦怠情绪、躯体化症状、焦虑与人际关系敏感，存在一定的亚健康状态。

（4）3 项集专业人士的建议指出：应加强精神卫生的宣传力度，呼吁全社会消除偏见，关爱精神病患者，提高精神科护士的社会地位与工作待遇，以人文关怀的管理理念重视她们的心理需要。

4. 护理实践　组织护士广泛学习护理专业的边缘学科，如伦理学、心理学、社会学、哲学等人文科学知识，倡导敬业精神。提高评判事物的能力；营造紧张与宽松相结合的人文环境；开展各种学术活动和有益身心健康的文体活动，缓解心理压力。

5. 评估实施情况　随着精神科护士不断掌握本专业知识，积累工作经验，提升自身文化水准，心理健康水平得以维护。

（孙克莎）

第八章 循证护理在中医临床护理实践中的应用

[案例一]

　　护士小王一直对中医很有兴趣，因此就读西医院校的她在毕业时选择了中医院就业。当她进入医院工作后，医院开展了针对新职工的中医护理基础知识课程学习，她也了解了辨证施护是中医护理的基本特点。但由于在学校和实习医院都从未接触过中医护理，她对如何在临床上开展辨证施护感到很茫然，不知从何处入手。

　　1. 提出问题　糖尿病患者临床辨证施护如何有效实施？主要从哪几方面重点入手？

　　辨证施护是中医护理的基本特点，是中医学对疾病的一种特殊研究和护理方法。所谓辨证，就是将功能状态作为研究人体的切入点，通过人体感官的"望、闻、问、切"获取患者体表宏观的物理表征及其自我感受，将这些信息"四诊合参"，经过归纳、辨析，形成对疾病的原因、性质、部位及邪正关系、功能状态的认识，即形成"证候"，并作为论治的目标和证据。施护，则是根据辨证的结果，确定相应的护理方法。中医护理是在中医基本理论指导下的护理工作，它以整体观念与辨证施护为特点，以阴阳五行等中医哲学为指导思想，以中医脏腑经络、气血津液的生理与病理为基础。中医一贯重视护理，在《黄帝内经》中就较为系统地论述了中医护理的各个方面，包括精神修养、个人卫生、环境卫生、饮食护理与禁忌及用药护理等方面的内容。

　　中医护理与循证护理都重视临床证据与文献依据，但层次、角度和目的有区别。循证护理注重的是对诊断和治疗结果的量化、标准化分析与评价，主要用于指导临床决策。而中医护理更重视患者个体的主观感觉和客观表现，对文献研究也偏于定性而疏于量化和统一标准。循证护理区别于传统护理的一个重要特色就是体现了护理的个性化，是对传统的护理目的、护理方式、护理方法的挑战。中医护理由于辨证施护的基本特点，认为一种病包括几种不同的证，不同的病在其发展过程中可以出现同一种证，在护理时可以采用"同病异护"和"异病同护"的方法。在同一疾病的不同阶段，也因证候的动态变化而采取不同护理方案。中医护理还根据季节、地区及人的体质、性别、年龄等不同而导致的证候差异，制定了相宜的护理原则和措施，以体现整体观念与辨证施护相结合。这些都是中医护理鲜明的个体化特点。循证护理深化了中医护理中的指导思想"整体观"，中医护理的整体观包括：一是指人的有机整体以五脏为中心，以经络为纽带，把六腑、九窍、四肢、骨髓连为一体，构成人体的各个组成部分，在结构上不可分割、在功能上互相协调、在病理上互相影响；二是指人与自然环境、社会环境是一个整体。中医护理以护理程序为框架,用整体观评估患者的病情;三因制宜(因时、因地、因人)为患者实施全面的整体护理并重视情志护理,使患者的身心统一。另外,中医护理的整体性还体现在将常规诊治与临床经验、个案体会、患者的体验等结合起来,以宗"医乃仁术"之旨。循证护理也重视整体观念,它突破以往以疾病为中心的模式,倡导临床措施和护理决策都要以患者为中心。其工作的中心理念是以人为本,从患者的实际健康需求出发,用最新最科学的实证,为患者提供最佳个性化护理决策。

从循证护理的基本原理及为临床提供科学证据的角度审视中医辨证施护,中医辨证施护大多仅限于观察体会,缺乏大样本的随机对照临床研究资料,且临床评价的基础研究及基础性工作较薄弱。中医护理结合循证护理,可使中医护理发展更完善,形成规范化、客观化、量化的研究方法和科学评价体系。现就糖尿病的辨证施护在临床开展的情况,通过网站的查证工作,整合研究领域已查找的各类实证,为临床糖尿病辨证施护提供理论依据,促进辨证施护在临床的开展。

2. 查阅文献

(1) 检索网址:中国期刊全文数据库、Medline、Cochrane Library。

(2) 检索策略:循证护理,辨证施护,糖尿病患者。

3. 评估证据　分析共纳入 7 项研究。

(1) 2 项共涉及 173 例糖尿病患者的研究,比较了辨证施护组与常规护理组在生活质量上的影响。结果显示:两组有显著性差异,提示对糖尿病患者辨证施护,有利于对患者的证型实施针对性护理,改善患者的躯体症状,促进其生理舒适;同时对患者的不同心理采取不同的心理疏导,减轻其心理压力,稳定情绪,因而满意程度也随之提高。因此,合理运用中医辨证施护可以有效调动患者本身的积极因素,抑制疾病的发展,改善疾病给患者造成的痛苦,提高其生活质量。干预后两组生理功能和社会功能的评分虽较干预前稍有降低,但差异无显著性意义,可能与干预时间(1 个月)较短有关。

具体干预措施:一方面从以下几点进行干预,包括疾病知识、健康宣教、心理指导、情志调试、饮食指导、辨证施食、治疗指导、合理用药、运动指导、合并症的护理干预、出院指导等。另一方面,直接对患者辨证分型后进行辨证施护。辨证分型包括以下几种:

1) 肺热津伤型:表现为烦渴多饮、口干舌燥、尿频量多、舌边尖红、苔薄黄、脉洪数。护理:①此类型患者一般急躁易怒,护理人员应如实告知患者病情,并嘱其调畅情志对治疗和预后的作用,可配合针刺合谷、太冲以疏肝理气,平息患者急躁易怒的情绪。②饮食以清淡为原则,严格定时进食,少食米面,可以瘦肉、鸡蛋、蔬菜、南瓜、山药等为主,忌羊肉、狗肉、驴肉、韭菜、蒜苗及辛辣之品。可选用滋阴补肺之品以配合治疗,如生地 15 g 煎汁当茶饮、鲜芦根 30 g 煎汁当茶饮。③病室宜常开窗通风,室内温度以偏凉爽为宜。

2) 胃热炽盛型:表现为多食易饥、口渴、尿多、形体消瘦、大便干燥,苔黄,脉滑实有力。护理:①本型患者饥饿感强,但疾病本身需控制饮食,患者多有急躁易怒的负性情绪。应充分理解和体贴、安慰患者,耐心讲解糖尿病的相关知识,特别是饮食疗法在糖尿病治疗中的重要作用,同时配合针刺足三里、内庭、行间、三阴交。②患者消谷善饥,一般饥饿感较强,可选择高容积低热量的粗粮为主食,增加含糖量<5% 的蔬菜瓜果,如萝卜、苦瓜、丝瓜、海带等,忌辣椒、胡椒、茴香、酒类等辛温之品,在烹饪过程中减少食用油用量。③胃热上冲易引起口腔黏膜溃烂,可用银花水漱口,指导患者用石斛、知母、麦冬各 15 g 煎汤代茶。④对于大

便秘结不通者,给予熟大黄 9 g、生地 15 g、麦冬 15 g 煎汤饮用。

3) 肾阴亏虚型:表现为尿频、尿多,混浊如脂膏,或尿甜,腰膝酸软、乏力、头晕耳鸣、口干唇燥、皮肤干燥瘙痒,舌红苔少,脉细数。护理:①此型患者情绪极不稳定,波动较大,时而抑郁悲观,时而急躁易怒,而且多出现心肾不交、心烦不寐的症状,对病情影响较大。在常规心理护理的基础上进行穴位按摩,常用穴位为肝俞、肾俞、心俞、涌泉、三阴交等,具有滋阴潜阳、交通心肾之功。②在总热量范围内,多食瘦肉、鸡蛋、脊骨、猪腰、花生等补肾填精之品,指导患者用枸杞 12 g 煎汤代茶,服用六味地黄丸,适量服用胎盘粉。③此类型患者常出现白内障和耳鸣、耳聋等并发症,主要因肝肾精血不足,不能上承耳目所致,可服用杞菊地黄丸、明目地黄丸滋补肝肾,以达到防治目的。

4) 阴阳两虚型:表现为小便频数、混浊如膏,甚至饮一溲一、面容憔悴、耳轮干枯、腰膝酸软、四肢欠温、畏寒怕冷、阳痿或月经不调,舌苔淡白而干,脉沉细无力。护理:①本型为消渴重证,患者多有抑郁悲观甚至绝望的情绪,体贴安慰患者,将病情中的点滴进步及时与患者分享,介绍成功的病例,让患者看到希望,鼓励患者树立战胜疾病的信心,同时采用背俞穴和募穴相配伍按摩,阴阳同治,既利于调摄情志,又能配合治疗,促进康复。②本型多有并发症发生,饮食护理须严格定时定量,可选用核桃、鲫鱼、泥鳅、韭菜等补肾壮阳之品。③黄芪具有益气通阳之功,山药益气滋阴补肾,指导患者用黄芪 60 g、山药 60 g 煎汤代茶,具有补气养阴止渴的作用。④金匮肾气丸以温阳药与滋阴药并用,是中医阴阳双补的名方,指导患者服用金匮肾气丸有利于减轻症状,缓解疾病的进一步恶化。

(2) 3 项中,2 项涉及 84 例糖尿病患者,1 项未指明患者例数的研究,通过辨证施护,以体会辨证施护过程的有效性。1 项未指明患者例数的研究将糖尿病辨证分型如下。

1) 肺阴虚型:症见烦渴多饮、口舌干燥、尿频量多,舌边尖红,苔薄黄,脉数。护理应以清热润肺、生津止渴为原则。可用鲜芦根、天冬、麦冬或生地、玄参、花粉泡水代茶饮以生津止渴。或灸肺俞、少商、鱼际以清肺止渴,并保持大便通畅。肺热伤津、内热炽盛或大便秘结,可用大黄、玄参泡水,以清热生津通便,并多食新鲜蔬菜,保持大便通畅,使燥热得以下行。

2) 胃阴虚型:症见五心烦热、消谷善饥、形体消瘦、大便秘结,舌质红,少苔或无苔,脉弦细数。护理以清胃泻火、养阴保津为原则。大便秘结者可用玉女煎加大黄、玄参以滋水通便;多食者要特别注意节制饮食,防止暴饮暴食;如患者内服规定饮食后仍感饥饿难忍,可添加蔬菜充饥,或灸胃俞、脾俞、足三里以泻胃火。

3) 肾阴亏虚型:症见尿频、量多、混浊如膏,口干舌燥,舌红,脉细数。护理以滋阴补肾为原则,药以六味地黄丸为主。多尿者灸肾俞、关元、三阴交,或沙苑子为末冲服,或首乌、生地、百合泡水代茶饮,或煮粥服。忌盐,以免加重病情,并保持心态平衡。

4) 阴阳两虚型:症见饮一溲一,面色黧黑、耳轮焦干、腰膝酸软、阳痿,舌淡苔黄,脉沉细弱。护理以固肾温阳为原则。病期禁房事,直至病愈。病愈后也应房事有节,饮食以益智仁、金樱子、枸杞子泡茶泡酒喝。

5) 气虚血淤型:症见乏力神疲、纳差、脘痞气短、动则汗出,易患感冒,唇舌色暗、手足麻木、舌淡暗、苔薄白微腻,脉虚细无力。护理以益气活血通络为原则。采用补阳还五汤加减治疗。慎起居、避风寒,少食辛散耗气之物,多食山药、枸杞子、西洋参等补气之品。

另 2 项分别为对 28 例和 56 例糖尿病患者的中西医结合辨证施护干预研究,主要从中医饮食与食疗、用药观察、合并症护理、运动与自我监测等方面进行分析。

　　(3) 2 项有关糖尿病辨证施护的专业分析及建议。1 项简单以案例分析的方式,从疾病症状方面介绍饮食、情志等的干预。另 1 项将糖尿病分为上消(肺热津伤)、中消(胃热炽盛)、下消(肾阴亏虚)3 种证型。上消者,每天记录 24 小时水分进出量,根据其既有火热又有津伤的特点,应禁用辛、辣、烟酒等助热生火、伤津之品,可常饮茅根汤、沙参麦冬汤等,亦可食用芦根粥、生地粥等。中消者,应控制饮食,可参考上述饮食治疗,特别应注意保持情志舒畅,避免不良情志刺激。另外,还可食用石膏粥、山药粥,可饮石斛汤、知母汤。下消者,应注意休息,避免过度疲劳。根据体力进行适当的锻炼,如打太极拳。经常观察患者的视力、皮肤以及全身症状,定期测血压,防治并发症。可常服枸杞汤、桑葚汁、枣皮饮。下消(阴阳两虚)者以休息为宜,严重者卧床休息,禁忌房事,观察病情变化,防治并发症。可食用炖猪腰子(猪腰 2 个、杜仲 30 g 或核桃肉 30 g,一同炖熟食之)。同时,可饮用鹿茸枸杞子汤(鹿茸 1 g、枸杞子 5 g,煎汤代茶饮)。

　　4. 护理实践　临床上制定了糖尿病中医辨证分型的具体标准,以及相应证型的护理干预措施,并对护理人员进行辨证施护的培训。同时,针对病例制订个体化的护理干预方案。

　　5. 评估实施情况　通过辨证施护的干预,从患者症状、体征、疾病预后、生活质量等各方面评估辨证施护的效果,辨证施护更利于患者康复和延缓疾病进展。

[案例二]

　　护士小刘在中医外科临床工作多年,经常遇见患者询问中医有什么护理方法能减轻糖尿病患者足部疼痛、发凉的症状,担心长期服用止痛片产生依赖和不良反应。对于足部溃疡经久不愈、反复发作的现象,除了每天换药是否有其他方法进一步提高疗效。小刘想通过循证护理的方法,了解中药熏洗/泡足是否能改善患者的局部症状。

　　1. 提出问题　中药熏洗/泡足是否能改善糖尿病足患者的局部症状?

　　糖尿病足属于中医"脉痹"、"脱疽"等范畴。本病发病机制以阴虚为本,阴损及阳,阳气不达,寒凝血滞,气滞血瘀,血脉失于温煦,均可使血行不畅,形成血瘀。血瘀一旦形成,因血脉痹阻导致肢体局部尤其是肢端失养而形成脉痹、脱疽,当脉痹、脱疽形成之后,脱疽久不收口、新血不生、新肉不长,病情缠绵。

　　周围神经病变是糖尿病患者最常见的慢性并发症之一,发病率高达 90%,多见于年龄大、病程较长的 2 型糖尿病患者。表现为肢端感觉异常,如麻木、针刺感等,若动脉供血不足或细菌感染,可致皮肤溃疡、肢端坏疽等,影响患者生活质量。溃疡性糖尿病足是糖尿病严重的并发症之一,以肢体末端疼痛、感染、溃疡、坏疽为主要表现,病程长,不易愈合,是糖尿病患者致残、致死的重要原因。在临床护理工作中,常规选用抗生素局部换药,但伤口愈合时间长,疼痛明显。因此需要寻找安全有效又简便的辅助疗法来改善糖尿病足患者的局部症状,促进溃疡面的愈合,提高治疗效果。中药熏洗是中医传统外治方法,通过药力与热力的作用,使腠理疏通、气血流畅而达到治疗目的。一方面通过热能作用,加速血液、淋巴液的循环,促进新陈代谢,促使皮肤、黏膜充血,扩张毛孔,另一方面使药物通过扩张的毛孔渗透肌肤,具有益气活血、散寒祛湿、通络化瘀、消肿生肌的功效,使局部疮面干燥,减轻水肿,改善血液循环,对溃疡部位起到镇痛、消炎作用,促进溃疡愈合。现为了解中药熏洗/泡足是否能改善糖尿病足患者的局部症状,通过 Cochrane Library 及中文数据库网站的查证工作,整合研究领域已查找的各类实证,为护理临床操作提供理论依据,供同仁参考。

2. 资料与方法

(1) 资料选择:文献纳入标准:①研究设计为随机对照试验;②病例选择符合《中医病症诊断疗效标准》中"消渴"、"脱疽"诊断标准;③干预措施,观察组采取中药熏洗/泡足疗法,对照组采取温水泡足或常规护理。排除标准:排除综述类文献、医疗类文献、西医类文献、方法介绍类文献、临床体会类文献。

(2) 检索策略:以"糖尿病足"、"中药熏洗/足浴"为主题词,通过中国生物医学文献数据库检索 1997~2008 年发表的文献,初检得到 7 篇;通过万方数据库检索 2000~2008 年发表的文献,初检得到 50 篇;通过维普全文数据库检索 1997~2008 年发表的文献,初检得到 4 篇;通过中国期刊全文数据库检索 1997~2008 年发表的文献,初检得到 4 篇。阅读标题和摘要进行初选,排除与研究目的无关的文献,保留 20 篇文献进一步鉴定。

3. 评估证据　分析共纳入 8 项研究,均采取随机对照试验。

(1) 0 级糖尿病足患者:按照随机对照试验对文献进行评估,最终入选 5 项(512 例患者)。

1) 1 项研究是将 274 例观察对象随机分为两组,观察组 138 例采用中药汤剂(桃仁、红花、土元、乳香、鸡血藤、没药等)泡足,水温 38~40℃,每天 1 次;对照组 136 例,每天 1 次予温水泡足。结果显示:观察组总有效率 138%,对照组总有效率 113%,两组疗效经卡方检验,无显著性差异。结论:运用传统行中药泡足治疗糖尿病周围神经病变优于传统用温水泡足,且方便、舒适、卫生,患者易接受,值得临床推广应用。

2) 1 项研究将 58 例患者随机分为治疗组 30 例和对照组 28 例。治疗组采用中药煎剂泡足熏洗法(乳香、苏木、桂枝、忍冬藤、伸筋草等)浸泡,水煎取汁 3 000 ml,浸泡双足,水温 40℃,早晚 1 次,20~30 分钟/次,4 周为 1 个疗程;对照组采用温热水泡足。计量资料采用 t 检验,计数资料采用卡方检验。结果治疗组总有效率为 86.67%,对照组为 46.43%,两组比较具有显著性差异($P < 0.01$)。提示:中药熏洗对糖尿病足疗效明显,能有效改善肢体发凉、麻木、疼痛症状。

3) 1 项研究将 60 例随机分为治疗组和对照组。治疗组 30 例,糖尿病病程 1.5~18 年,平均 7.6 年;对照组 30 例,糖尿病病程 1.6~17 年,平均 7.8 年。两组临床资料经统计学处理差异无显著性,具有可比性($P > 0.05$)。治疗组选用自制中药汤剂(天麻、防风、桂枝、金银花、败酱草等)浸泡,水温 35~40℃,每天 1 次,每次 30 分钟,对照组采用温水浸泡。分别于治疗前后观察两组患者足部泌汗功能,感觉异常,肢端麻木、疼痛及感觉神经传导速度和运动神经速度,结果:治疗组总有效率 90%,对照组总有效率为 60%,差异有显著性($P < 0.01$),治疗组明显优于对照组。结论:中药洗浴可促进血液循环,扩张血管,改善周围组织营养,激发机体自身调节功能,从而起到疏通经络、祛风除湿、活血散瘀之效。

4) 1 项研究将 40 例患者随机分为治疗组和对照组各 20 例。所有患者均采用诺和灵胰岛素或二甲双胍控制血糖,疏血通注射液等改善微循环治疗,足部常规护理并进行糖尿病科普知识宣教。治疗组采用中药熏洗浸泡足部(组方为:乳香、没药、红花、桂枝、鸡血藤等),加水煎汤 2 000 mL,水温高时熏蒸局部,待水温降至 40℃左右时浸泡患足 30 分钟,2 次/天,10 天为 1 个疗程,连用 3 个疗程。对照组采用温水浸泡治疗相同时间。结果:治疗组总有效率 95%,对照组总有效率 60%,有显著差异。结论:运用中药熏洗能有效改善症状,起到行气活血化瘀、止痛的效果,且该方法简单易行,无任何不良反应,患者乐于接受,值得推广应用。

5)1项研究将80例患者随机分为治疗组43例和对照组37例。治疗组采用中药汤剂(伸筋草、透骨草、补骨脂、防风、红花灯)加水煎取3 000 mL放入气血循环机内浸泡按摩,水温39~43℃,40分钟/次,1次/天,连续治疗15~30天。对照组只选用热水浸泡,水温、浸泡方法和疗程均同治疗组。结果:治疗组总有效率86.05%,对照组总有效率29.73%(P<0.05),治疗组与对照组相比有显著差异。结论:气血循环机的足部按摩配合中药足浴治疗糖尿病足疗效确切,值得推广应用。

(2)溃疡性糖尿病足患者:按照随机对照试验对文献进行评估,最终入选3项(164例患者)。

1)1项研究将58例溃疡性糖尿病足患者随机分为观察组和对照组各29例,两组性别、年龄,糖尿病病情、病程、溃疡部位及面积比较,差异无显著性意义(P>0.05)。两组患者均采用胰岛素与庆大霉素注射液等药物联合局部换药,结合全身抗感染、控制血糖、加强营养等处理。观察组加用足浴仪行中药泡足(乳香、没药、防风、鸡血藤等),取中药600 mL加温开水5 400 ml倒入足浴仪桶中,水温40~45℃。浸泡20~30分钟,1次/天,连续4周为1个疗程。观察组总有效率为72.4%,对照组为37.9%,两组比较,P<0.01,差异有显著性意义。提示:对于溃疡性糖尿病足患者,采用中药泡足可促进创面愈合,且增加治疗舒适度,是一种安全有效的方法。

2)1项研究将58例患者随机分为观察组30例和对照组28例,对照组采用生理盐水、庆大霉素、胰岛素12U湿纱布覆盖创面,每天换药2次;观察组应用中药(黄连、黄柏、当归、忍冬藤等)加水煎汤3 000 ml浸洗创面30分钟,每天2次。结果:观察组总有效率96.7%,对照组总有效率67.1%,数据采用卡方检验,P<0.05差异有显著性。结论:中药煎洗剂利用其清热解毒、收敛、生肌、消炎止痛、活血化瘀的功能,明显减少糖尿病足溃疡疮面的渗出液,加速糖尿病足溃疡的愈合,缩短住院时间。

3)1项研究将48例糖尿病足患者随机分为观察组26例和对照组22例。对照组予控制血糖、抗生素治疗及常规换药;观察组在此基础上局部给予清创,鸡矢藤煎液浸泡辅助治疗的方法,温度为37~40℃,浸泡时间为10~15分钟,每天2次,4周为1个疗程。结果:观察组与对照组创面治愈率分别为76.92%和36.36%,有效率分别为92.3%和7.27%,两组比较有统计学意义(P<0.05)。结论:鸡矢藤煎液浸泡辅助治疗糖尿病足,能促进糖尿病足病变部位血液循环,改善患肢缺血缺氧状态,对溃疡部位起到镇痛、消炎作用,促进溃疡愈合。

4. 护理实践 中药熏洗是中医传统外治方法,通过药力与热力作用,使腠理疏通、气血流畅而达到治疗目的。中药方剂中桃仁活血祛瘀、润肠通便;红花活血通经、散瘀镇痛;乳香能调气活血、定痛、消肿、生肌;鸡血藤活血化瘀;细辛能祛风散寒、通窍止痛、温肺祛痰;没药活血镇痛、消肿生肌;桂枝发汗解肌、温通经络;诸药合用具有活血通经、散瘀镇痛、消肿、生肌的功能。用中药熏洗配合综合治疗疗效较好,本法简便易行,无不良反应,且价格低廉、方便、舒适、卫生,患者易于接受,值得推广。中药熏洗/泡足配合足部按摩、辨证施食等中医护理手段均能有效改善糖尿病足患者的局部症状。

目前上海中医药大学附属龙华医院中医外科已制订了中药熏蒸辅助治疗糖尿病足的规程,已对1例0级糖尿病足及10例不同程度溃疡性糖尿病足患者实行中药熏蒸,取得了良好的效果。

5. 评估实施情况　为突出中医护理特色,丰富健康教育内容,结合中医外科收治患者中糖尿病足患者居多的特点,且大部分患者有足部疼痛、发凉、溃疡久不收口、反复发作的现象,开展中药熏蒸操作,以促进溃疡面的愈合,减轻患者的痛苦,从而提高患者的生活质量。

[案例三]

护士小李在消化科临床工作多年,经常深入病房给患者进行健康教育,经常有患者询问中医有什么护理方法能改善睡眠,安眠药不敢长期服用,怕产生依赖和不良反应。小李想通过循证护理的方法,了解穴位按压/按摩是否能改善患者的失眠。

1. 提出问题　穴位按压/按摩能否改善患者的失眠?

失眠又称睡眠障碍,属中医"不寐"范畴,乃临床上颇为多见的病证,经常失眠会给人带来极大的精神和肉体上的痛苦。失眠主要表现为入睡困难、多梦、易于惊醒,或日间思睡,但眠不实,或睡眠时间短于正常(早醒),或夜晚睡眠不深,以致于头昏脑胀、耳鸣健忘、注意力不集中等。引起失眠的原因很多,但主要由神经衰弱所致。本病以中青年及脑力劳动者多见。虽然小剂量、短时间使用安眠药是治疗失眠的重要手段之一,但长期连续使用,不仅会发生蓄积中毒,还能产生依赖性和抗药性。因此,寻找安全有效又简便的治疗方法是众多失眠者所梦寐以求的。《伤寒六书》云:"阳盛阴衰,则昼夜不得眠,盖夜以阴为主,阴气盛则目闭而卧安,若阴为阳所胜,故终夜烦扰而不得眠也。"《灵枢·根结》又云:"用针之要,在于知调,调阴与阳,精气乃光,合形与气,使神内藏。"推拿按摩可以起到这种作用。它是在人体特定的穴位、部位进行按摩治疗,以强身的一种手法。用之治疗失眠就是运用一定的手法,刺激人体固定部位,起到激发经气、平衡阴阳的作用。同时,还可以疏通气血,改善组织供养、供血的能力;并可以抑制过高的神经兴奋,起到催眠的作用。现为了解穴位按压/按摩是否能改善患者的失眠,通过 Cochrane Library 及中文数据库网站的查证工作,整合研究领域已查找的各类实证,为护理临床操作提供理论依据,供同仁享用。

2. 资料与方法

(1) 资料选择:文献纳入标准:①研究设计为随机对照试验或自身前后对照试验;②病例选择符合《中医病症诊断疗效标准》中"不寐"诊断标准;③干预措施,观察组采取穴位按压/按摩疗法,对照组采取口服舒乐安定或常规护理。排除标准:排除综述类文献、医疗类文献、西医类文献、方法介绍类文献、临床体会类文献。

(2) 检索策略:以"睡眠"、"穴位按压/按摩"为主题词,通过中国生物医学文献数据库检索 1990～2008 年发表的文献,初检得到 14 篇;通过万方数据库检索 1990～2008 年发表的文献,初检得到 8 篇;通过维普全文数据库检索 1989～2008 年发表的文献,初检得到 2 篇;通过中国期刊全文数据库检索 1980～2008 年发表的文献,初检得到 50 篇。阅读标题和摘要进行初选,排除与研究目的无关的文献,保留 20 篇文献进一步鉴定。

3. 评估证据　分析共纳入 8 项研究。

(1) 采取随机对照试验:按照随机对照试验对文献进行评估,最终入选 5 项(471 例患者)。

1) 1 项研究将 89 例观察对象随机分为两组,观察组 53 例采用中医手法按摩头部穴位,每晚 1 次;对照组 36 例,每晚口服舒乐安定 2 mg。结果:观察组总有效率 92.5%,对照组总有效率 86.1%,两组疗效经秩和检验,无显著性差异。结论:运用传统中医手法按摩头部穴位治疗失眠症,与口服镇静安眠药有同等的功效,而且安全、无不良反应,值得临床推广使用。

2)1 项研究将年龄 60~90 岁的老年住院失眠患者 102 例随机分为治疗组 52 例和对照组 50 例。治疗组采用足部反射区及穴位治疗的方法,每晚睡前 1 次,40 分钟/次,7 次为 1 个疗程,连续 3 个疗程;对照组常规护理,不采用另外干预措施。分别观察治疗后两组患者入睡潜伏期、夜间实际睡眠时间、睡眠效率以及患者主观体验。结果显示:治疗后治疗组患者与对照组比,入睡潜伏期短、夜间实际睡眠时间长、睡眠效率高($P < 0.05$);患者主观感觉优于对照组。提示:足反射疗法可改善老年住院失眠患者的睡眠质量,有安神助眠作用。

3)1 项研究将 82 例伴有睡眠紊乱的终末期肾病住院患者随机分为观察组 42 例及对照组 40 例。观察组采用下肢穴位按摩,每天 1 次,每次按摩 20~30 分钟;对照组每晚睡前半小时口服舒乐安定片 1mg,总疗程均为 4 周。同时采用睡眠状况自评量表(SRSS)测评两组治疗前后睡眠状况,并记录治疗前后不良主诉发生率。结果:两组 SRSS 的睡眠不足、主观睡眠质量、入睡困难、噩梦夜惊、失眠后反应等因子评分,总评分及不良主诉发生率方面有显著性差异($P < 0.05$),观察组睡眠质量和不良主诉改善情况明显优于对照组。结论:下肢穴位按摩能有效改善终末期肾病患者睡眠质量。

4)1 项研究将 80 例甲状腺功能亢进术前失眠患者随机分为对照组 27 例和观察组 53 例,对照组给予口服舒乐安定,观察组给予开天门穴位按摩,比较两组的治疗效果。结果:开天门穴位按摩能够缩短患者入睡时间,使其真正的睡眠时间延长,从而提高睡眠质量,与对照组比较有显著性差异($P < 0.05$)。结论:开天门穴位按摩治疗甲状腺功能亢进术前失眠方法简单、疗效显著,值得推广应用。

5)1 项研究将 118 例失眠症患者随机分治疗组 60 例和对照组 58 例。治疗组采用足底按摩结合辨证施护,对照组按常规施护。方法:患者仰卧位闭目,术者先将五指放松,指掌贴在患者足底部,用指掌从足跟至足趾上下来回运动,直至足底发热;最后用补法按压涌泉穴 5 分钟。每天治疗 1 次,10 次为 1 个疗程,1~2 个疗程总结疗效。结果:总有效率治疗组(100%)优于对照组(74%)($P < 0.05$)。见表 8-1。

表 8-1 纳入随机对照试验研究的 5 项穴位按压/按摩改善失眠的基本情况

研究者	年份	年龄(岁)	例数	观察组		对照组	
				例数	方法	例数	方法
邱瑞娟等	2000	27~65	89	53	头部穴位按摩	36	口服舒乐安定
赵富美等	2006	60~90	102	52	足部穴位按摩	50	常规护理
戴杏娟等	2007	20~84	82	42	下肢穴位按摩	40	口服舒乐安定
冯丽颜等	2007	24~56	80	53	开天门穴位按摩	27	口服舒乐安定
周庆云等	2007	28~67	118	60	足底按摩	58	常规护理

(2)采取自身前后对照

1)1 项研究对内科住院失眠症患者 50 例,根据失眠形成原因的不同进行辨证选穴。治疗者用手指或掌根、肘等在患者的穴位和刺激线上施行点、按、揉、捏等。每穴各点按 2 分钟,失眠严重的在神门、合谷、三阴交、百会穴延长点按时间,一次治疗以 20 分钟为宜。经穴位点压治疗后患者开始入睡的时间上比治疗前提前了约 50 分钟;在维持睡眠时间增加约 2.5 小时;在睡眠的深浅度上也有不同程度的加深,且少梦。

2) 2项研究涉及83例失眠患者,通过对攒竹、次宫、太阳、风池、百会等穴位进行推拿按压等,总有效率达到85.5%以上。

4. 评价者结论　穴位按压/按摩是祖国医学中颇具价值的中医护理手段,能消除疲劳、改善血液循环、沟通表里,达到阴阳平衡,可有效防治失眠症。用手指按压或按摩百会、劳宫、涌泉等穴位,可使患者自主神经安定、身心放松,从而诱导入睡。头部穴位按摩具有使全身经络开通的作用,脉通则神明、气血和调、邪不可干,则病自去。抹额、按揉脑后、搓手浴面、按摩耳郭、拍打足三里、泡足踏石等自我按摩方法可有效改善失眠。通过对攒竹、次宫、太阳、风池、百会等穴位进行推拿按压等,简单易行、安全有效,可改善患者的失眠。穴位按压/按摩配合针灸、火罐、中药足浴、王不留行耳穴按压等中医护理手段均能有效改善患者的失眠。

5. 护理实践　目前上海中医药大学附属龙华医院护理部正在全院推行中医养生康复指导计划,并已制订了穴位按压/按摩改善失眠的规程,对多例有不同程度失眠的患者实行穴位按压/按摩,取得良好效果。

6. 评估实施情况　为突出中医护理特色,丰富健康教育内容,提高住院患者的满意度,结合病区收治老年患者居多的特点,且大部分患者都有不同程度的失眠症状,开展穴位按压/按摩中医康复操作,可以满足患者的睡眠需要,有助于减轻患者失眠的痛苦,进一步提高患者的生活质量。因此,穴位按压/按摩这一传统中医护理方法可以在临床推广应用。

[案例四]

护士小刘在乳腺科临床工作多年,病房中经常收治急性乳腺炎患者,有患者询问乳房局部硬结是否要手术清除,担心影响乳房的外形,中医治疗能否尽快消除淤积的乳汁,又不影响今后的哺乳。手法按摩是一个简便易行且患者容易掌握的操作方法,因此小李想了解手法按摩是否能消除急性乳腺炎患者的乳汁淤积,是否可以在临床推广。

1. 提出问题　手法按摩能否消除乳痈患者的乳汁淤积?

乳痈西医名称为急性乳腺炎,是由细菌感染引起的乳腺组织急性化脓性感染。多见于产后哺乳期妇女,尤以初产妇多见。发病多在产后第3~4周。本病在初期如治疗得当,一般炎症多能迅速消散;若处理不及时,则进一步形成脓肿、破溃,使病程延长,并有可能形成瘘管。该病中医病因为毒邪外侵、肝气郁滞、胃热壅滞、乳汁淤积。早期以乳房局部红、肿、热、痛,乳汁排出不畅及发热为主要表现。这一观点早在《诸病源候论·拓乳候》就有论述:"此由新产后,儿未能饮之,及饮不泄,或断儿乳,捻其乳汁不尽,皆令乳汁蓄积,与血相搏,即壮热大渴引饮,牵强挚痛,手不得近是也。"患者常因乳房部红肿、疼痛,无法正常哺乳而出现坐卧不安、情绪低落。因此,选择安全有效又简便的方法消除淤积乳汁,可促使排乳通畅,减轻乳房局部红、肿、热、痛的症状,预防脓肿的形成。推拿按摩可起到这样的作用,它是在人体特定的穴位、部位进行按摩治疗以强身的一种手法。用之治疗急性乳腺炎早期,起到局部理气活血、疏通经络、软坚化积、消肿止痛的功效。现为了解手法按摩能否消除急性乳腺炎患者的乳汁淤积,通过Cochrane Library及中文数据库网站的查证工作,整合研究领域已查找的各类实证,为护理临床操作提供理论依据,供同仁参考。

2. 资料与方法

(1) 资料选择:文献纳入标准:①研究设计为随机对照试验或自身前后对照试验;②病例选择符合《中华人民共和国中医药行业标准》和《上海市中医病证诊疗常规》中"乳痈"诊断标准;③干预措施,观察组采取穴位按压/按摩疗法,对照组采用口服舒乐安定或常规护理。排除标准:排除综述类文献、医疗类文献、西医类文献、方法介绍类文献、临床体会类文献。

(2) 检索策略:以"急性乳腺炎"、"中医治疗"、"手法按摩"为主题词,通过中国生物医学文献数据库检索 1997~2008 年发表的文献,初检得到 3 篇;通过万方数据库检索 1997~2008 年发表的文献,初检得到 10 篇;通过中国期刊全文数据库检索 1997~2008 年发表的文献,初检得到 16 篇。阅读标题和摘要进行初选,排除与研究目的无关的文献,保留 15 篇文献进一步鉴定。

3. 评估证据 分析共纳入 7 项研究。

(1) 采取自身前后对照试验

1) 1 项研究涉及初产妇急性乳腺炎患者 36 例。通过在患部做轻摩法、揉法 5 分钟后,以乳头为中心,由外向内推摩数次,然后拿捏肿块,由轻到重,最后配合穴位拿按膻中、期门、梁丘、足三里、肩井、合谷、太冲等穴位,每天 2~3 次,每次 5~10 分钟。经手法按摩治疗后 36 例患者均治愈,乳腺局部症状消失。

2) 1 项研究涉及 42 例早期急性乳腺炎患者。通过乳房按摩,对膻中穴位进行揉压,总有效率达到 100%。结论:手法按摩可使气血流畅、乳络畅通,乳汁得以排出。

3) 1 项研究涉及 25 例急性乳腺炎患者。以香油为介质,均匀涂抹于乳房周围。然后施以轻柔的摩法、揉法 5 分钟,点按膻中、肩井、乳根、期门、尺泽(双)、合谷(双)、太冲(双)穴 5 分钟。结果:总有效率为 100%。结论:通过中医手法按摩可以疏通乳络,乳络通则闭塞除,病邪外出,故而肿痛止。

4) 1 项研究涉及 158 例乳汁淤滞症患者。通过运用中医手法通经气、疏乳络,按摩膺窗、膻中、天溪、乳根 4 穴,以舒达经气、排除积乳。结果:总有效率为 100%。结论:通过手法按摩可疏通乳管、排出积乳。

5) 1 项研究涉及 30 例急性乳腺炎患者。患者取侧卧位,在患侧肩背部,进行掌揉与拇指揉按,重点点揉膏肓、肺俞、肝俞、脾俞、胃俞,再用掌由肋弓向乳房轻揉摩推,时间为 3 分钟。结果:总有效率为 96.7%。结论:采用按摩治疗具有疗效快、痛苦小、无不良反应、简便易行、患者易于接受等特点,并可达到消瘀通滞、通络散结的目的。

(2) 采取随机对照试验:按照随机对照试验对文献进行评估,最终入选 2 项(186 例患者)。

1) 1 项研究将 126 例急性乳腺炎患者随机分为 3 组,分别采用手法治疗组 29 例、中药治疗组 35 例、手法加中药治疗组 62 例。手法组选用凡士林之类的油脂作为润滑按摩剂,以指腹进行揉按,操作由轻至重,反复施法 3~5 次,观察流出乳汁由浓变稀,最终停止泌乳,治疗完毕。每天 1 次,3 次 1 个疗程。中药组采用乳消汤加减,每天 1 剂,水煎服,早晚分服,3 剂为 1 个疗程。手法加中药组将手法组及中药组的两种治疗方法相结合进行治疗。结果:手法组优良率为 72.4%,中药组为 74.3%,手法加中药组为 96.8%。结论:手法按摩加中药治疗内外结合具有良好的叠加效应。

2) 1 项研究将 60 例急性乳腺炎患者随机分为按摩组 30 例和对照组 30 例。按摩组按摩时先将患侧上肢内侧及患乳涂上滑石粉,用掌擦法从腋下自近向远摩擦患侧上肢内侧皮肤3～5次。用拍法自近向远拍打患侧上肢内侧皮肤3～5次。再用抖法抖动患侧拇指、中指、小指各1次,然后提起患乳乳头轻轻抖动。用双手托起患乳,用推法使双拇指在肿块上自近向远推至乳头,并逐渐增加手法力量,反复进行。一般轻者按摩1次可痊愈。如1次未愈,可每天1次,按摩数次。对照组用常规方法治疗。结果:两组疗效有显著性差异($P < 0.01$),按摩组平均疗程短于对照组。按摩组有效率100%,对照组有效率63%。结论:按摩治疗急性乳腺炎具有疗效短、治愈率高、方便经济、无不良反应,是急性乳腺炎的理想治疗方法。

4. 评价者结论 中医认为,经络气血阻滞不通就会出现疼痛和肿块。按摩法有调节神经、增强体质、疏经活血的功能。根据"经脉所通,主治所及"和"不通则痛,痛则不通"的原理,采用擦、拍、抖、推法激发疏通经络、调节气血、协调阴阳;按摩局部舒筋活血、去瘀生新,使瘀滞消散、肿痛消退。同时,按摩能提高身体防御能力,增强"营"和"卫"的活动,抗御外邪,达到扶正去邪目的。手法按摩治疗急性乳腺炎,具有疗效短、治愈率高、方便经济,无创伤、无痛苦、无不良反应,疗效显著,易被患者接受,值得推广。手法按摩配合局部外敷、饮食调护等中医护理手段能有效消除乳痈患者的乳汁淤积。

5. 护理实践 目前上海中医药大学附属龙华医院乳腺科已制订了手法按摩消除乳痈患者乳汁淤积的规范流程,并已对20例早期急性乳腺炎患者实行手法按摩,取得良好效果。

6. 评估实施情况 乳痈患者大部分处于发病早期,有乳房局部胀痛、硬结、乳汁淤积排出不畅的症状。在乳痈患者中开展手法按摩操作,能起到理气活血、疏通经络、软坚化积、消肿止痛的作用,消除乳汁淤积,并减轻患者的痛苦。同时,手法按摩操作简单,易于掌握,具有临床推广价值。

(杨 姮 周文蓉)

第九章 以循证护理思想指导整体护理临床实践

第一节 循证护理和整体护理概论

循证护理是使用可及的实证去保证临床处置的效果,其中心思想是以现有的最新、最好的证据来进行治疗和护理决策。这3个要素,即可利用的最适宜的护理研究依据,护理人员的个人技能和临床经验,患者的实际情况、价值观和愿望必须有机地结合起来。树立以研究指导实践、以研究带动实践的观念。同时,专业护理人员的经验积累也是护理实践不可缺少的财富。而整体护理的中心理念就是要"以患者为中心",从患者的实际情况出发,这同样也是循证护理的基本出发点。循证护理如同整体护理,是一种观念,应渗透到护理的各个领域。但是,长期存在的经验式护理模式和现代护理百家争鸣的局面阻碍了以科学为基础进行护理决策的行为方式。同时,如果只注重统一化的所谓最佳行为,就会忽视个体化的护理。

整体护理是在新的健康观的基础上形成的现代医学模式的最完整的实践和应用。1977年美国学者恩格尔提出生物-心理-社会医学模式,自20世纪90年代初整体护理在国内普遍推行至今,其临床研究不断深入,在许多方面取得了新的进展。如何将临床整体护理工作进一步引向深入,体现整体护理"以患者为中心"的本质,一直是我国护理界在探索的问题。而将循证护理的思想和方法用于指导整体护理临床实践,能为实施和推广整体护理发挥重要作用。

循证护理目的是把最新的研究成果与临床实践相结合,在护理模式上强调"以患者为中心";在治疗方法选择上强调当前能够得到的最好临床依据;在效果评价上强调患者的最终结局;在临床决策上考虑患者的选择;对整个疗效强调成本——效益的合理性。因此,在应用循证护理指导整体护理工作的实践中,循证护理和护理程序是相辅相成的关系,护理程序的正确决策必须依赖循证护理,循证护理能保持护理程序科学高效地运行,而护理程序又是循证护理运用的基础。循证护理与整体护理实践更紧密的结合可直接使护理实践者知道最需要解决的问题,同时又能使研究者更好地指导实践者的临床护理。

第二节　以循证护理思想指导整体护理临床实践分析

1. 病例介绍

患者老王,男性,57 岁,门诊入院。已婚,本科毕业,大学教师,教研室主任,收入不菲,汉族。老伴已退休,老两口住在一套 100 m² 的房子里,儿女们和孙子、外孙女每周看望 1 次。平时应酬较多,性子较急,觉得时间不够用,经常熬夜。他认为自己挺有气质,有风度。

主诉:偶发胸闷、心慌 1 周加重 1 天。现病史:1 周前,患者出差回来因过于劳累,加上感冒后自感偶有胸闷、心慌,含服麝香保心丸后好转,未到医院治疗。入院前 1 天因朋友聚会,多喝了酒,自觉胸闷、心慌,含服麝香保心丸后不好转,由门诊收治入院。

体检:体温 37.5 ℃;血压:165/85 mmHg;心率:85 次/分,律齐;肺清;腹软,肝、脾肋下未及;全身淋巴结不肿大;四肢活动自如。辅助检查:血常规、肝肾功能正常,血脂偏高,空腹血糖正常,心肌酶谱正常。心电图:偶见房室早搏。冠状动脉造影:3 支血管未见明显异常。

入院后患者开始担心自己的身体,主动向病友和医护人员询问保健知识。害怕复发,担心工作,经常电话遥控工作。患者住的是干部病房,2 个人一间,他觉得条件还不错。目前给予科素雅 2.5 mg qd,力平脂 20 mg qn,阿司匹林 50 mg qd,以及间歇吸氧、清淡饮食等治疗。

既往史:高血压 6 年,他认为是知识分子的常见病,一直没有规律治疗,自觉血压高时吃点麝香保心丸和珍菊降压片。他觉得吃得下、睡得好就是身体好,工作和家庭比较重要。比较相信中医治疗。自认为健康状况良好,不需要锻炼和保健。饮食、休息、睡眠、排泄、活动等均好。但近期有一个老朋友不明原因猝死,而情绪低落,担心此次住院是身体不好的预兆。无传染、手术、过敏史。每天抽 1 包烟,喝半斤黄酒,不喜欢运动,爱看小说。饮食较不规律,嗜辣,口味重(浓油赤酱,偏咸偏油)。母亲有高血压,一直未治疗,现仍能料理家务。配偶及一子一女,以及其他家庭成员均体健。单位、家庭等人际关系良好,都注意尊重他的意见,朋友多。

2. 护理问题

(1) 王先生在目前状态下有何需求?

(2) 王先生的价值观、信念对他的行为有何影响?

(3) 在王先生的治疗过程中,家庭成员的健康观对他有什么影响?

(4) 作为王先生的责任护士,应该为他提供怎样的护理? 如何体现循证护理对整体护理的指导过程?

3. 相关证据　整体护理以人为本,强调以患者为中心、以患者的利益和需求为中心,把患者看成是具有生理、心理、社会、文化等各种需要的整体的人,是对患者全方位的护理。整体护理在关注患者的疾病、注重对疾病康复功能护理的同时,更关注患者,关注患者所处的家庭和社会环境,注重患者心理需求的满足和人格、尊严的完善。整体护理即"以患者为中心"的护理,包括激励患者,授权,以及尊重患者的自主权、发言权、自我决定权和参与决策的权利。

4. 实施整体护理的过程

(1) 明确患者的需求:了解患者的需求,有助于为患者提供更好的护理活动。

护士通过交谈、观察、身心评估以及查阅病历等方法,对护理对象有全面的了解,了解患者的身体健康信息、心理状况、家庭和社会状况等资料,理解患者的价值观、信仰等。整理资料能为提供个体化的护理提供可靠的依据。

(2) 实施护理计划和评价护理效果:评估患者存在的或潜在的健康问题,作出决策,实施护理计划。

与患者沟通,了解患者近期的生活事件、社会支持,以及患者对健康的期望等。鼓励患者参与,护患双方随时沟通,了解其感受,避免因信息沟通不畅而引起误解,从而为那些愿意参与治疗、护理决策的患者提供更好的服务。

(3) 在护理过程中,使患者主动参与配合护理。在参与过程中,不断增强患者的健康意识,提高患者的自我照顾能力;尊重患者的价值观、信念、选择和决定,重视患者家庭和社区在参与护理过程中的作用;建立护患间的信任,创立良好的治疗性护患关系。

由于同样的问题可以由不同的原因引起,可针对患者不同需要而采用不同措施,体现"以患者为中心"的护理。患者的健康问题、护理目标和措施随患者健康问题的变化而改变。因此,护理计划是个连续的动态变化过程,应根据患者病情和健康状况的变化而采用不同的护理措施,确保护理过程的整体性和连续性。

在护理每个阶段任务完成后,都应对患者进行重新评估,确认患者的健康进展、患者情况的改善与否,检验护理计划中护理决策和护理行动的实际性和及时性,评价护理措施的有效性,了解患者对护理计划的反应,检验护理目标的准确性和可行性,修正护理计划,指导下一步护理工作,评估方法同第一步。通过以上步骤,使患者获得完整、连续、个性化的文化护理,促进疾病的康复,也有利于护士操作及护理管理人员检查护理效果。同时,重视患者家属的作用,重视家属对患者的心理支持,以及在饮食、功能锻炼中所起的重要作用。

总之,"以患者为中心"的护理过程是一个收集患者信息,通过评估、计划和实施,以及护理评价结果来证实计划是否正确的过程,而采取护理措施后的结果又影响和决定下一步的护理决策和措施。如果患者尚未达到健康目标,则需要重新收集资料、修改计划,一直到患者达到预期目标,该护理过程才告停止。

5. 循证护理指导"以患者为中心"的护理计划的过程

(1) 收集和整理资料:收集患者的资料,包括社会背景、社区背景、家庭背景、个人背景和疾病背景等。社会背景包括政治地位、经济状况、职业状况、文化修养、受教育程度、宗教信仰、社会支持、人际关系网络、社会适应情况等。而社区背景包括社区管理机制、社区网络、社区意识、社区资源、社区环境、社区服务、在社区中的影响、团体关系等。家庭背景包括家庭结构与功能、在家庭中的角色、家庭资源、家庭环境、家庭关系、家庭交往方式等。个人背景包括价值观、生活目的,以及发展计划、成长发展的阶段及相应任务、成长历程、重大生活事件、应对方式与个性和心理特征等。疾病背景包括疾病发生、发展、变化的规律和严重程度,及其与以上背景的相互联系,患者对疾病的态度和信念。

评估患者的需求,应了解患者对疾病的认识与观念、患者对教育内容所能了解的程度、患者对疾病管理上有利与不利的习惯与行为、患者想知道什么、患者需要知道什么、教育内容的优先顺序。通常可采用的教育方式有讲授法、访谈法、专题小组讨论法,也可借助环境与媒体的资源,有针对性地为患者提供健康教育。

整理资料:评估患者在躯体、心理、行为、社会等方面的健康状况,以及有关的危险因素。

整理社会背景、社区背景、家庭背景、个人背景和疾病背景等资料,了解疾病与以上背景的相互联系。与患者及时沟通,了解患者的需要,确定健康问题,以及解决的优先顺序,辨别患者需要的来源。人是由生物、心理、社会的复合物,因此任何健康问题都有这三方面的表现。需要通过整体评价,明确患者真正的健康问题及其原因。护士应该设身处地去体会患者的感受,尊重患者,帮助患者了解自己的病情和护理过程,逐步建立良好的治疗性护患关系。鼓励患者参与护理计划的制订和实施的整个过程。"以患者为中心"的切入点就是护士进入患者的世界,了解他们的心理,给予一定的支持,使患者有一个良好的感觉,尊重患者的知情权和自主性。护理决策应基于充分的研究证据、临床经验,并根据患者的愿望及经济等实际情况综合提出。

(2) 循证护理指导寻找护理问题:把当前的需要转换成可回应的问题。制订护理计划是护理工作的常规内容,在工作中发现很多护士制订护理计划时照书硬搬,在书写护理计划过程中出现同一种问题。循证护理思想是指导寻找护理问题的依据,每一个护理问题的出现,寻找问题相关因素是非常重要的。所以临床护士在寻找护理问题前,必须认真、全面地对患者进行评估,根据患者具体情况寻找相应的护理问题,护理问题列出后再返回来,检查是否有支持护理问题的临床表现、相关因素的存在,以此检验护理问题的正确性。

按照循证护理的要求,应了解患者的需要,针对每位患者的健康提出问题,并转换为可解决的问题。人是生理、心理、社会的人,随着社会的发展和生活水平的提高,其健康需求日益增强。评估是循证护理收集证据的重要一环,护士把自己的临床专业知识、现有的临床科学研究证据与患者的价值和愿望结合起来,进行综合分析,系统地评估患者,以采用最好的护理决策。在注重个人经验和临床依据的同时,加强患者参与意识,使其享有知情同意权。

"以患者为中心"的切入点就是强调患者的权利和医疗的自主性。无论发生何种疾病,患者都处于痛苦之中。护士应该要富有仁爱之心,尊重患者,了解患者的心理,给予患者一定的支持,调动患者积极参与,使患者有一个良好的感觉并感到欣慰,尤其对在疾病中产生精神压力的患者,应给予心理辅助治疗。与患者进行感情交流和沟通交流,指导患者进行心理放松技术、解决问题技术,指导患者建立良好人际关系的方式,激励患者寻求社会支持,以及各种信息和资源。

(3) 循证护理指导制订护理目标:护理目标为制订护理措施提供了方向,为结果评价提供了标准,但护理目标的制订一定要以医学护理理论为依据,不违背生理及病理生理发展规律。

(4) 循证护理指导护理计划的实施:这是整体护理的关键步骤。整体护理没有统一的标准和固定的模式,实现整体护理的途径可有多种,整体护理的具体"模式"也不尽相同。这取决于管理者对整体护理的理解,护士的基本素质、业务水平,以及医院的环境条件、患者的文化背景与经济水平。但大部分护理人员缺乏批判性思维,临床护理人员无法将护理服务建立在目前现有的科学证据基础上,致使许多护理手段停留在约定俗成的习惯与经验阶段,缺乏科学证据。

实施护理计划是为实现护理目标、解决护理问题而制订的,制订护理计划后要再核实其措施是否针对解决护理问题。循证护理指导护理措施,评估个案的护理需求,确认患者是否存在需要帮助的问题。经过有针对性的评估,能为患者提供更个性化的护理,护士与患者共同参与、相互作用,促使患者获得和保持良好的健康状态。

护理重在整体照顾,对整体人群都负有照顾的责任。除关心疾病外,更要注重关心照顾患者的精神、心理问题和家庭社会压力,重视家庭的支持,重视疾病给患者生活所带来的负面影响,理解患者的病患与苦恼,提供咨询、预防、关系协调、生活方式改善等整体性照顾,帮助个人或家庭解决和调适困难。充分了解患者的患病体验,以及患者的生活态度与价值观,通过教育使患者了解不可治愈的病情,通过护患互动,商定带病健康生存的最佳平衡状态,并制订长期管理计划,在实施计划过程中不断提高自我照顾的能力。

根据患者的成长发展特点、疾病特点和不良疾病行为等危险因素,在患者的参与和决策下,制订周期性护理计划,以便全面维护和促进患者的疾病康复。护理计划,包括要有保健的意识和能力,使患者能承担自己的健康责任。同时注意患者的健康问题可能给本人与家庭带来的影响,如何预防或解决这些问题等。向患者详细说明病情、诊断及治疗的含义与预期后果,并取得同意。在整个过程中,充分利用社区和家庭资源对患者进行合理处置,充分利用社区卫生保健服务,协助患者建立社会支持。考虑药物治疗的不良反应和成本,以及患者的付费方式和经济条件,并注意评价疗效及有关的伦理学问题。使用非药物疗法,如行为、康复、群体治疗和心理健康问题指导等。考虑患者的个性与健康信念,进行适当引导,激发患者的内在动力和自我功效。

(5)循证护理指导护理评价:为患者提供护理措施后,应实施评价,确认患者的健康进展,检验护理计划的实际性和及时性,评价护理措施的有效性,检验护理目标的准确性和可行性,修正护理计划,指导下一步护理工作。无论是随时评价、阶段评价、终末评价都应有相应的依据。在循证护理思想的指导下,收集证据、评价证据、应用证据,以及证据的再评价护理程序是采集患者有关资料,进行具体分析、评价,总结经验,针对存在问题进行批判性分析,从而改进措施。护理过程中的任何问题都可以成为循证问题。因此,在循证支持的信息基础上,将临床经验与患者需求相结合,制订护理计划并实施,动态评审和监测效果实施情况,对患者达到的健康程度再评价,从而改进护理质量。

护理评价包括疾病的临床状态(疾病严重程度、身心状态);药物的疗效、剂量、服药情况和不良反应;患者的功能状态(包括生理功能、角色功能、社会功能、认识功能、认知功能、情感、疼痛、睡眠问题、疲劳/精力充沛和健康意识);医疗服务的利用与经济成本;患者满意度。

6. 总结与建议 本节案例中的老王,有高血压6年,他认为是知识分子的常见病,一直没有规律治疗。患者不知道高血压危害,没有引起足够重视,没有定期监测血压,没有改变生活习惯,甚至自服降压药。母亲有高血压,但认为不需要治疗,对患者对待高血压的态度影响较大。本次自感胸闷、心慌,仍自己含服麝香保心丸,而未到医院就诊。他自认为健康状况良好,不需要锻炼和保健。饮食、休息、睡眠、排泄、活动情绪等均好。以往自觉血压高时吃点珍菊降压片,感觉也不错。关键是患者的健康观念,觉得吃得下、睡得好就是身体好,并受母亲的影响,从而忽视了自身的保健。他不缺乏健康信息的来源,但缺乏应用的动力。该患者文化层次高,有一定的沟通技巧。在接受健康信息时,希望解释清楚,并可提供有关书籍和录像等逐步改变自己的健康信念而不是感觉到被强加于己。希望其参与,有时用提问等方法与医护人员交流,能感觉到被尊重和平等的感觉。

入院后患者开始担心自己的身体,又放心不下工作。患者有高血压又认为是知识分子的常见病,一直没有规律治疗。患者不重视高血压危害,自己服药,而不到医院就诊。笔者提供有关高血压知识,给予小册子和个别指导。劝说戒烟、少饮酒、增加运动,每天半小时散步或慢跑。同时请患者注意休息、劳逸结合,不多操心工作。开始清淡饮食,限制食盐、脂肪,多吃蔬菜、水果。在医院内每次按时发药,看着患者服下,养成规律服药的习惯。详细告诉患者药物的作用,以及预防不良反应,如改变体位要慢。请患者保持情绪稳定,鼓励患者倾诉,尤其是近期老朋友突然过世的打击,理解他的感受,理解他对于这个事件的反应。告知有关知识,教会他转移注意,鼓励与病友交流,减少独处时间,更不要在住院期间担心工作的事。

通过与患者进行沟通和交流,使其接受医生和护士的建议,积极配合医疗和护理。强调患者的重要性和参与决策的能力,重视人道伦理的精神,与目前倡导的"以患者为中心"的护理观念一致。积极调动患者的主观能动性,调动患者的参与及互动的积极性,并可依据患者情况随时调整护理计划,制订护理目标,挑选护理措施具有针对性。护患互动、有效的交流有助于双方的发展和成熟。

由此可见,"以患者为中心"能赢得患者的信任,把护理服务从个人服务扩大到以家庭为单位的服务,扩大到以社区为范围的服务,从而更有效地维护患者的健康。其次,通过全面了解患者的背景,全面评价患者的健康状况,把一个孤立的问题变成许多相互联系的整体,适应患者的需求,提高护理服务的质量和效益。人是有机体和环境的统一,是生物和社会人的统一,疾病是生理、心理、社会、知识层面的综合反映。人生活在社会中是希望能自我管理,但当其丧失或部分丧失管理能力时,护士将会根据其现有能力给予全方位的帮助,这是对社会提供有价值的活动。护理的重点在于为患者解决有关健康的问题。"以患者为中心"的护理使护士的职责和范围不断扩大,护士不仅要照顾患者,还要关心其健康和自理,并对整个人群提供服务,使护理工作从医院向家庭、社区延伸。"以患者为中心"的护理将促进护理业务制度和护理行政管理系统化、科学化、规范化和人性化。

总之,"以患者为中心"的护理是在整体护理思想指导下,为患者提供高质量的生理护理,并重视患者的心理变化及疾病的预防和健康状态,完善护士的功能与角色。将循证护理贯穿于护理计划的各个阶段,护理人员养成循证护理的思维方式,使其贯穿于整个护理过程中,渗透到护理的各个领域,必将促进护理质量的提高。

■ 参考文献

[1] 施卫星. 人文精神:整体护理发展的内在动力. 中华护理杂志,2000,35(7):391~393

[2] 成翼娟. 整体护理实践. 北京:人民卫生出版社,2001

[3] Andrew J. Evaluation of studies of assessment and screening tools and diagnostic tests. Evid Based Nurs, 2002,5:68~72

[4] Paul G, Brian H. The paths from research to improved health outcomes. Evid Based Nurs, 2005,8:36~38

(蒋 红 杨晓莉)

第十章 循证护理在多元文化护理临床实践中的应用

多元文化护理(transcultural nursing,亦称跨文化护理)是指护士按照不同护理对象的世界观、价值观、宗教信仰、生活习惯等采取不同的护理方式,满足不同文化背景下健康需要的护理活动。它是生物-心理-社会医学模式下,以人的健康为中心的整体护理观的产物,是现代护理学一个新的研究和实践领域。多元文化护理强调人的完整性和自主性,尊重护理对象的权益,并考虑其存在的时空、地点所显现问题的意义。护士在给不同文化的患者提供照顾时,必须从患者的文化立场出发,正确理解患者的认识与行为,尊重多元文化背景中不同患者的护理要求,而不能从自己的文化立场出发,用自己所属文化的标准去衡量、认识与对待患者。多元文化护理要求护士要有多元化的价值标准、包容性的意识形态,应用不同知识为不同文化的患者提供共性和个性化的护理。

近年来,随着现代护理科学研究的不断深入,以真实、可靠的科学证据为基础的护理实践——循证护理(EBN)正在展开,它使传统的经验主义护理模式向依据科学研究成果为基础的新型护理模式转变,是近年来护理领域发展的新趋势。循证护理实践(evidence-based practice,EBP)的目标是最大限度地照顾患者;它是依据科学证据为基础的临床实践,整合患者主、客观资料与科学研究为最佳状态;它既是服务对象的需求,又是护理学发展的必然。EBP要求对患者实施的每项护理措施都应有科学证据,都应在确立问题、寻求实证、评价证据、应用证据及检测实证结果中进行,是最为恰当的。

改革开放以来,特别是加入世界贸易组织(WTO)后,国际间交往日益频繁,人员流动日益增加,各种国际会议及赛事频繁,外籍人士不断增加。近年来上海浦东主要医疗机构中来自不同国家、不同地区、不同民族、不同需求的外籍患者数量明显增加。护理服务对象发生了很大变化,临床护士及护理实习生不仅会听到多种语言,看到多种肤色,更要面对多种文化现象。但由于我国多元文化护理起步晚,教育的缺失,使护士及护理实习生对多元文化护理的认知水平不高,因此在护理具有不同文化背景、不同宗教信仰、不同语言及生活习俗的多元患者时,会导致护患双方在健康与生命、尊重与亵渎、热情与冒犯等方面观念上存在差异,抱怨及投诉时有发生。为此,我们应用循证护理实践将实际工作中的信息需求转换为确切的结构化的提问;将精确的问题作为文献检索的基础,确认相关的研究证据;批判性评价研究证据的有效性和可操作性;根据临床专家和患者的意见决定是否将最好的证据用于护理计划;通过自我反应、患者和同行的评估来评价其效果。因此,循证护理实践是提高多元文化护理临床护理质量的重要途径。

第一节　雷宁格的跨文化护理理论概述

多元文化护理的创始人雷宁格(Madeleine Leininger)博士开创了护理学的一个亚领域——跨文化护理学。20世纪50年代中期,她在美国中西部一个"儿童指导之家"工作时,发现儿童中反复出现的行为差异是由于不同的文化背景所造成的,经多年的研究她创立了跨文化护理理论(transcultural nursing theory)。跨文化护理理论的前提是:具有各种文化背景的人们不仅能认识和说明他们所经历的和感知到的护理照顾,并能将这些经历和感知与他们的健康信念和实际情况联系起来,护理照顾就是从提供这些照顾的文化中产生并发展的。她提出"尽管不同文化用不同的方式来感知、理解和实践照顾,但是世界上所有文化之间的照顾有一些共同之处即共性,不同之处就是差异性"。1985年,雷宁格出版了她的第一部理论著作,1988年以后又陆续对其观点作了进一步的说明,并对相关概念进行了描述。

一、概念

1. 文化(culture)　是一个特殊群体学习得来的、共同享有的、流传下来的价值、信念、规范和生活实践活动,可以指导人们按特定的方式思考并作出决策和付诸行动。

2. 照顾(care)　是指与帮助、支持或促进服务对象健康状况和改善生活方式需要有关的指导性行为。雷宁格认为照顾在护理学中占中心地位,没有照顾,治疗(cure)就不能有效地进行,而没有治疗,照顾却可以有效地进行。照顾对于人类的生存是必需的,对于人类的发展和对付严重或反复发生的生活事件包括疾病、残疾和死亡也一样是必需的。在不同文化背景下,照顾的表达方式和生活方式有着不同的意义,这种照顾现象可通过考查文化群体的世界观、社会结构和语言来识别、发现或确定。

3. 文化照顾(culture care)　是指用一些人们认识到的价值观、信念和已定型的表达方式,来帮助、支持个体(群体)维持健康、改善生活方式或面对死亡与残疾。

4. 文化照顾差异(culture care diversity)　是人们在对待健康、处境和生活方式的改变或面对死亡的文化中所衍生的对照顾的意义、价值和方式的差异性。

5. 文化照顾共性(culture care universality)　是人们在对待健康、处境和生活方式的改变或面对死亡的文化中所衍生的对照顾的共同的、相似的意义、价值和方式。

6. 世界观(world view)　是人们如何看待世界或宇宙的方法,以及所形成的关于世界和生命的"图像或价值观"。

7. 民间健康系统(folk health system)　是传统的、当地固有的保健和治疗措施,对治愈疾病或帮助人们有特殊的意义和用途。专业健康系统(professional health system)是由在特定教育机构中学习,经过正规专业培训的保健人员提供的专业照顾或治疗服务。雷宁格认为所有的文化照顾既有专业的、又有民间的保健服务。

8. 护理照顾决策和行动的3种方式　因为人类的共同特性是进行照顾,所以某一既定的文化照顾价值、信念和实践是特殊的,为人类照顾的方式和方法提供了基础。护理照顾决策和行动必须建立在最好地满足服务对象的需要和提供相应文化照顾的基础上。护理照顾行动的3种方式如下。

(1) 文化照顾保存/维持(cultural care preservation/maintenance):是指用支持、帮助和促进康复的专业性行动和手段,帮助特殊文化的护理对象保持或维持其健康,从疾病中康复或面对死亡。

(2) 文化照顾调整/协商(cultural care accommodation/negotiation):是指用支持、帮助和促进康复的专业行动和手段,帮助特殊文化的护理对象调整、适应,以达到良好的健康状态或面对死亡。

(3) 文化照顾再定型/再建(cultural care repatterning/reconstruction):是指用支持、帮助或促进康复的专业行动和手段,帮助护理对象将其生活方式改变为新的、更有益其健康并令人满意的生活型态。

二、朝阳模式

雷宁格指出,护理的关键是提供以文化为基础的照顾或关怀。在过去,护士在给不同文化的人提供照顾时,没有从跨文化的角度进行考虑和实践。她设计了一个朝阳模式(Sunrise model)来描述她的理论以及各概念之间的关系。模式分为以下4级:

第1级:是世界观和社会系统层——相当于系统中的超系统。在这一级中,可用3种方法来探讨和研究照顾的本质、意义和属性,即:宏观法(外层),研究有关跨越几种文化的现象;中间法(中层),集中在一个特定文化中的各种复杂因素上进行探讨;微观法(内层),研究一个文化中的个体。

第2级:是提供与文化有关的照顾和健康的特别含意和表达方式,以及不同健康系统中有关个体、家庭、群体和机构的信息。

第3级:是民间、专业和护理3个保健系统的特征与各自的照顾特色。

第4级:是护理照顾的决策和行动,包括文化照顾保存/维持、文化照顾调整/协商、文化照顾再定型/改建。在这一级中,建立了与文化一致的照顾(cultural congruent care),这种照顾既适合该文化的成员们,也被他们认为有价值。

三、跨文化护理理论的特征

雷宁格跨文化护理理论的目标是为个体、家庭和群体的健康提供与文化相应的护理照顾。她把重点放在文化上,围绕着文化和护理照顾提出许多新概念,她认为跨文化护理是所有护理教育、理论、科研和实践的一个主要框架。

1. 文化照顾是人类生存的必需条件　人类是有文化的生物。人需要照顾,并关心他人的健康和生存需要,因而人类的照顾是普遍存在的。由于生活在不同文化中,人就要利用自己的能力,按照不同的文化需要和场所用各种方法来提供一般照顾。因此,文化照顾是人的一种天性,能改善人类的生存条件或生活条件,有利于人类社会的生存及发展,是人类文明社会形成、生存、发展壮大的基础及必需条件。

2. 不同文化的民族具有文化照顾的共性和差异　跨文化护理理论是属于说明文化照顾共性和差异的理论。在朝阳模式中,雷宁格提出了文化照顾形态和表达方式可能是相同的或者是不同(即文化照顾的共性和差异)的观点。文化照顾共性为跨越各种文化的一般照顾形态和表达方式;文化照顾差异为对于一个个体、家庭或文化群体特殊的或独一无二的照顾形态和表达方式。她认为文化照顾差异在程度上要大于文化照顾共性。因为不同文化背景的人有不同的照顾体验,因而会形成该文化所特有的照顾模式,一种文化中照顾的表达方式可能与另外一种文化有着天壤之别。因此,为患者提供与其文化背景相符的照顾是护士的职责之一。

3. 文化照顾分为普通照顾和专业照顾　普通照顾是人类一种天性的具体表现,它存在于普通日常生活中;专业照顾是帮助性、支持性、关心性的专业行为,是一种有目的、有意义的专业活动,是一种工作,能满足服务对象的需要。护理照顾就是一种专业照顾,体现在护士与患者的护患关系中,以及各种各样的护理活动中。护理照顾与其他职业照顾不同,护理照顾是以患者的健康为中心,并从整体观念出发,为患者提供符合其独特需要的护理照顾。雷宁格认为文化照顾是护理的本质,文化照顾是护理的中心思想,文化照顾是护理活动的原动力,是护士为患者提供合乎其文化背景的护理的基础。只有提供适合护理对象的文化护理照顾,才能减少文化应激和照顾者与被照顾者之间的潜在矛盾。

以文化为基础的护理照顾是有效促进并维持健康和从疾病与残疾中康复的关键因素。护士对护理对象了解越多(指了解文化方面的情况越多),满足其照顾需要的可能性就越大。近年来在一些发达国家的护理院校已开设了跨文化护理这门课程。雷宁格的理论把护理从单一文化的观点提高到多元文化的观点,这对我们这个地域广阔的多民族国家来说,很有借鉴意义。

四、满足患者文化护理需要的策略

由于价值观、信念、习俗、语言等文化因素可直接影响健康和健康保健,护理活动的效果与文化因素密切相关。在多元文化护理中,护士要特别注意避免发生文化强迫(cultural imposition),文化强迫是指把自己的文化、价值观、信念和行为微妙或不太微妙地强加于另一文化的个体、家庭或群体的行为。因此,护士必须从患者的文化立场出发,理解患者的文化背景和思想行为,尊重患者不同的文化要求,提供符合其文化需要的个性化整体护理,从而有效地促进患者的全面康复。

1. 尊重患者的价值观念和风俗习惯　不同民族和文化背景下,可产生不同的生活方式、宗教信仰、价值观念,护士应注意患者价值观念的差异。如在道德观念上,中国人主张孝道,为了尽孝,对住院的老年人照顾得无微不至,包揽了所有生活护理,却使老年人丧失了自我和自立能力。但护士应尊重患者及其家属的价值观,满足他们的自尊心和愿望。

在饮食方面,护士要充分尊重患者的风俗习惯。例如我国蒙古族忌食海味;满族、畲族、锡伯族禁食狗肉;回族、塔吉克族、维吾尔族等民族信仰伊斯兰教,禁食猪肉与死物,每年九月斋戒期间从黎明到日落禁止进食和饮水。护士还应注意不要触犯患者的民族习俗和特殊忌讳。如有些南方人忌讳数字"4",认为不吉利,是"死"的谐音;有些西方人忌讳"13",因此在安排床位时应避开患者所忌讳的数字。在疼痛护理、病情观察、临终护理和悲伤表达方式等方面要尊重患者的文化模式。不同性别的人对悲伤的表现方式也不相同,男人多用沉默怀念死者,妇女常用哭泣来表达痛苦,并需要别人安慰和支持。

2. 掌握文化护理原则　文化护理原则如下:

(1) 教育原则:患者有获得相关疾病信息与知识的需要和权利。护士应根据患者的文化背景,如知识水平与接受能力,有计划、有目的、有步骤地对患者进行健康教育。可通过讲解、黑板报、图文路径、多媒体、宣传手册、行为矫正等形式,进行疾病的预防、治疗、护理和康复知识宣传,使患者正确认识疾病,掌握预防知识,纠正不良的生活方式和行为,积极参与疾病的治疗和护理。

(2)调动原则:文化护理的目的之一就是调动患者的主观能动性、参与意识和潜在能力,使之积极配合治疗与护理,做力所能及的自理活动,树立战胜疾病的信心。

(3)疏导原则:在文化护理过程中出现文化冲突时,应耐心对患者进行疏导,使其领悟与接受新的文化护理。

(4)整体原则:实施文化护理时,不仅要考虑患者本身的因素,还应评估其家庭与社会因素,争取得到各方面支持、合作和帮助,以利患者适应医院的文化环境。

(5)综合性原则:对护理对象均可采取多方面的护理措施,如生活护理、饮食护理、心理支持等综合方法,使患者尽快适应医院的文化环境。

3. 帮助患者尽快熟悉医院环境　对于住院患者来说,医院就是一个陌生的环境。由于环境改变,如人群、声音、灯光、气味、生活习惯等不同而无法适应,与家人分离、缺乏沟通、日常活动改变、对疾病和治疗的恐惧等可引起心理和生理上的障碍,容易发生文化休克。护士是帮助患者减轻、消除文化休克的重要成员。应以热情的态度、亲切的语言和微笑服务,认真做好入院介绍和指导,使患者尽快了解病室、病区、医院的空间布局和各诊疗部门位置,如护士站、医生办公室、治疗室;熟悉与日常生活密切相关的病房环境,如食堂、厕所、浴室、开水房、商店、电话亭等;认识医护工作人员、同病室的病友;明确医疗护理工作程序和规章制度,如探视时间、用餐时间、医生查房与治疗时间等。使患者尽快熟悉医院环境,让患者及其家属心里踏实,有安全感,恰当安排入院后的生活和适应各种治疗,有利于减轻文化休克。

4. 建立符合文化现象的护患关系　护士既要建立与患者之间符合文化现象的人际关系,又要建立符合治疗需要的护患关系。在人际关系中,患者把接触的人分成"自己人"和"外人",并区别对待,对"外人"保持距离不够信赖,对"自己人"较信任,畅谈心事,期待关心。护理的关键在于护士能够通过临床护理工作与患者建立良好的治疗性护患关系,尊重和关心、体贴患者,尽早成为患者的"自己人"。

在医院环境中,医护人员使用的医学术语,如治疗和护理的简称、诊断名称、化验检查报告等,会造成患者与医护人员之间沟通的障碍。如胃肠减压、闭式引流、造瘘、备皮、灌肠、导尿、胆囊造影、血气分析、房缺和室缺等医学名词常使患者对自己疾病的诊断和检查结果感到迷惑不解,甚至恐慌、误解,从而加重患者的文化休克。在护患沟通时,护士应了解沟通中文化的差异,使用语言和非语言的沟通技巧,每次操作和治疗时应做必要的解释、指导与嘱咐,语言应通俗易懂,并鼓励患者做自己感兴趣的事,以减轻患者的孤独感,同时结合患者的文化背景与其保持适当的距离。

5. 明确患者对疾病的反应　护士在工作中,应动态性地了解患者的健康问题、患者对健康问题的表达和陈述方式,正确理解患者对疾病的反应。东方文化强调人与自然、人与人之间的和谐。当人们的心理挫折无法发泄时,往往会感到压抑,以"否认"、"逃避"、"合理化"等防卫机制来应对,或以身体的生理不适,如头疼、食欲不好、心慌胸闷等症状作为求医的原因,但进一步询问就会发现,大多数患者会描述自己人际关系、内心困扰和文化冲突,此时护士不宜直接指出患者存在的是心理问题,以免暴露患者对心理疾病的否认。护士可借助良好的护患关系,进一步明确患者的心理与社会问题,从而制订符合患者文化需要的相应护理措施,与患者及其家属一起共同完成护理活动。

6. 尊重患者的内心体验和感受　我国是多民族国家,由于人们所处的文化背景和社会环境不同,生活方式与习惯、道德、信仰、价值观和人生观差异较大,对同一个问题有不同的解释方式、心理体验和感受。护士应尊重、宽容和谅解患者的语言和行为,一切从患者的感受和需要出发,做到"用患者的心来感受世界,用患者的眼睛来看待世界"。不能因为患者使用了与自己不同的文化模式来解释事情的发生及健康问题,就认为患者荒唐可笑、不可理喻而不理睬或取笑患者。如一个人身体不适,他认为是亲人死亡后的鬼魂附体,此时护士应根据患者的知识结构和文化背景与患者沟通,理解患者的心理与行为,正确地对其进行引导和护理。

7. 帮助寻找支持系统　家庭和社会是患者重要的支持系统。护士应了解患者的家庭结构、成员关系、家庭功能、教育方式等情况,利用家庭系统的力量预防文化休克,如可充分利用父母的爱心和责任心,帮助住院患儿表达困难和感情,克服孤独感,及时应对和解决问题。同时还要在适当的时候,寻求社会的援助和支持,帮助患者共渡难关。

护士是多元文化护理的提供者,应具备良好的专业和文化素养,努力学习各种社会文化知识,掌握多种文化的价值观、信念与习俗,尊重不同文化背景下患者的文化要求、对健康与疾病的观念、宗教信仰和行为方式,将护理工作与患者的文化背景密切结合,针对患者的文化背景,创造适合患者的文化环境,制订切实有效的护理计划,提供符合患者文化需要的高品质护理服务。

第二节　以循证护理理念指导多元文化护理临床实践

一、应用一

(一) 临床实例

[案例 1]

　　某院于 2009 年 10 月收治 1 例妇产科女性患者,为马来西亚籍。语言为马来语或英语,30 岁。婚后 2 年,因丈夫来上海工作随其来上海生活,至今数月。患者因腹痛、怀疑巧克力囊肿入住该院特需病房。入院第 1 天医生为确诊病情给她开出彩色 B 超检查,护士联系好功能科并安排好时间,便去请患者并准备陪同前往检查。但患者认为 1 周前在该院门诊已做过黑白 B 超,因此拒绝接受此次检查。护士由于英语较差,感到与患者沟通困难,便找来英语较好的医护人员解释相关原因,但患者仍然表示无法理解。患者丈夫有要事外出需下午回来,她要求等其丈夫回院后再讨论是否做该项检查。医生、护士希望尽早明确诊断,且担心延误已联系好的检查时间,故多次劝导,想说服患者接受检查,但患者逐渐表现出紧张、焦虑、恐惧,继而情绪失控,在病房内用马来语喊叫,并将医护人员赶出房间、关门,要求等丈夫回来后由懂专业英语或马来语的医务人员前来解释。

(二) 临床实践

1. 护理问题　在为外籍患者提供护理时,如遇到语言障碍应如何处理?

2. 查阅文献

(1) 检索网址:中国期刊全文数据库、万方医学网、Medline、Cochrane Library。

(2) 检索策略:多元文化护理,外籍患者,语言沟通。

3. 评估证据 分析共纳入 12 项研究。众所周知,语言是把金钥匙,是人们交流情感、互通信息、沟通思想的重要工具,医护人员的语言对患者具有极大的双向性影响,美好真诚的语言有利于做好患者的心理护理,顺利完成医疗全程服务;语言不通则没有办法沟通信息,也无法进行医疗服务。语言是对外籍患者进行多元文化护理的重要手段和工具。语言交流存在障碍,难以实施优质的护理服务。彭幼清等研究表明,要求护士熟练应用英语交流,是外籍患者最为强烈的要求,并且要求护士懂得医学专业英语并希望其发音准确,会用习惯用语;护士回访时,语言应清晰。因此,护士英语水平有待进一步提高。

4. 护理实践

(1) 加强外语培训和学习,提高英语会话能力,并努力克服语言沟通理解差异。

(2) 为提升英语实际运用能力,可邀请外籍医生给护理人员授课,每周 1 次,同时试行英语晨会交班,并用电脑打印成文档资料留存。充分利用资源,鼓励护士开口讲英语。为了便于语言沟通,病区还可配备韩语、德语等《临时急需一句话》的中、外文对照及六国语互译手册。

(3) 掌握并灵活应用非语言沟通技巧,不断提高观察、理解、判断非语言信息的能力,以获得护患双方良好的心境,增强护患间沟通的有效性,使治疗护理措施得到落实,患者的合理要求得到满足,从而提高整体护理水平,促使患者早日康复。

(4) 在语言交流的同时,注意语言的声调、频度、语气、声音等,增强语言交流效果。

(5) 遇外籍英文较好的患者,在疾病康复期间可请他们提出不足并给予指导。

(6) 注意不同文化背景下也会有显著的语言差异,即便是相同的语言,在不同的文化背景下也可能导致不同的注释。文化的情境可以影响个体从他人说或写的内容寻找不同的含义。中国、日本属于高情境文化(high-context culture)国家,即人们在沟通中十分依赖非语言的线索和细微的情境线索,他们没说出的内容可能比说出的内容更为重要。而欧洲和北美国家则体现出了一种低情境文化(low-context culture),人们在沟通中主要依赖意义传递过程中使用的词汇。在护理过程中,护士应考虑患者的文化因素,准确判断患者语言的真正含义,以便提供恰当的服务。

(7) 注意肢体语言的作用,如动态无声的目光、表情、手势等身体运动或静态无声的身体姿势、衣着打扮等形式来传递或表达沟通信息。相同的表情、姿势在不同的文化背景之下传递的信息可能不同,甚至截然相反。例如,"v"型手势在很多国家表示胜利的意思,而对于希腊人,这个手势则是对他人极大的不恭。针对这种身体语言差异可能造成的沟通障碍,护士一般可以使用重复确认的方法来避免理解差异的问题。

(8) 医院还应制订外籍人员来院就诊的具体流程与规范。患者初入外籍患者服务部,医院人员应主动热情地介绍本院内外环境、门诊住院规则,减少因环境与语言、风俗习惯改变而产生的陌生感,详细询问病史、认真分诊。如个别患者没等问完病史就要求做辅助检查,这时接诊者应以不厌其烦的服务态度讲解有关医学术语及知识,做辅助检查等的不同意义和要求,这样就诊前患者能够调整好心态,消除不必要的疑虑,在医疗服务过程中更好地与医护人员配合。

（9）应用医学或护理专业英语，向患者解释什么是卵巢巧克力囊肿（子宫内膜"移民"到卵巢内后，仍受卵巢性激素的周期性影响。当月经来潮时，"侨居"卵巢内的异位内膜也会发生"月经"样出血，"经血"无法排出体外，只得潴留在卵巢内。脱落于"经血"中的异位内膜像种子一样，继续种植于卵巢内，就是如此周而复始地循环，月复一月，年复一年，潴留于卵巢内的"经血"越积越多，就形成了由小到大的囊包，医学上称为"卵巢内膜异位囊肿"，由于囊肿内的血是长期潴留的陈旧血，外观呈巧克力糊状，故又称为"卵巢巧克力囊肿"）。该囊肿与肿瘤性质的卵巢囊肿有什么本质区别，以及巧克力囊肿的 B 超检查特点等。

（10）针对患者情况，配备马来语或英语交流能力强的护士，从入院到出院全程负责，根据患者的病情、生活习惯、行程安排等决定各项治疗活动的时间及需要。

5. **评估实施情况**　实例中患者通过专业英语能力较强的医护人员详细耐心的解释后，她表示理解，并表示第 2 天一定配合检查。护士重新替患者预约了第 2 天的彩超检查，检查中由责任护士全程陪同，患者配合并满意。

（三）资料来源

［1］斯琴高娃，王爱琴，富金枝. 外籍患者实施整体护理的体会. 内蒙古医学杂志，2004年，36（6）：403

［2］彭幼清，姚蔓玲，张莉萍，等. 浦东新区外籍患者多元文化护理需求调查及分析. 解放军杂志，2009，3（26）：16

［3］彭幼清，刘薇群，李佩珍，等. 特需护士多元文化护理认知状况调查分析与对策. 护理学杂志，2006，21（14）：10～12

［4］彭幼清，钱培芬，江萍，等. 上海市特需护士多元文化护理认知现况的调查. 解放军护理杂志，2007，24（4）：35～37

［5］彭幼清，张莉萍，姚蔓玲，等. 服务质量差距模型在多元文化护理中的应用. 中华护理杂志，2009，44（7）：603～606

［6］彭幼清，任晔，等. 特需护理中多元文化护理培训的效果研究. 上海护理，7（3）：12～14

［7］朴玉粉，王志稳，吴晓静，等. 外籍人员多元文化护理需求调查分析. 中国护理管理，2007，7（9）：29～30

［8］彭幼清主编. 实用临床护理 200 句六语种互译手册（中、英、法、西、德、日）. 北京：人民卫生出版社，2009.7～18

［9］康英. 多元文化护理中护士容易忽视的问题与对策. 护理学杂志，2007，22（2）：13

［10］曹晓东，王世平，徐莹. 多元文化护理在临床护理实践中的应用及其价值意义. 现代护理，2007，13（22）：20

［11］朴玉粉，张洪君，骆金铠，等. 多元文化护理模式在临床实践中的应用. 中国护理管理，2008，8（10）：29

［12］彭幼清，张莉萍，姚蔓玲，等. 服务质量差距模型在多元文化护理中的应用. 中华护理杂志，2009，44（7）：603～606

二、应用二

(一) 临床实例

[案例 2]

一回族男性患者白某,50 岁,因鼻息肉手术于 2009 年 6 月入住某院耳鼻咽喉科病房。患者接受"鼻息肉切除术"后恢复良好。次日,当一名护士询问该患者是否需要猪蹄黄豆汤时,该患者表示非常愤怒,并投诉了护士。

(二) 临床实践

1. **护理问题** 在临床护理时,如何尊重患者的宗教信仰及风俗禁忌?

2. **查阅文献**

(1) 检索网址:万方医学网、中国期刊全文数据库、Cochrane Library、Pubmed。

(2) 检索策略:多元文化护理,宗教信仰,风俗禁忌。

3. **评估证据** 分析共纳入 5 项研究。多元文化护理是护理人员针对具有不同文化背景的患者提供适合其个体文化需要的护理,以便能更好地理解和表达不同背景患者的多种需要。彭幼清等研究显示,167 例(65.23%)患者对未尊重其宗教信仰表示生气,因为不同国家和民族在自身发展过程中形成不同的文化体系,产生不同的民族文化习俗、宗教信仰、饮食习惯。这种差异势必会产生护理问题。民族风俗,是各族人民在长期历史发展过程中逐渐形成的风尚、习俗。各民族之间生活习俗差异很大,要提高护理质量,必须学会和研究生活习俗和宗教信仰,还要结合医院管理的要求进行入院宣教和健康教育指导。而饮食是民族文化中的重要部分。各民族的饮食特点主要取决于所从事的生产活动、生活环境,并受宗教信仰、传统文化和生活方式的影响。如信仰伊斯兰教的少数民族,忌谈猪,不食猪肉,这已成为这些民族群众的生活习惯。为了尊重少数民族的饮食习惯,医院可以设立清真食堂或定购清真及其他食品,尽可能地满足各民族的饮食需要。

4. **护理实践**

(1) 定制回民食品:回族的饮食以净为本,不食不洁净、气味怪异的食物,以牛、羊肉为主,不食病死、未宰的动物肉;维吾尔族的饮食与回族基本相似,同时伴饮奶茶,其特点是以奶茶代饮水。

(2) 哈萨克族因大多居住在偏远的牧区,远离人群,多以肉类和面食为主,食蔬菜、水果少。

(3) 凡到医院就诊的少数民族患者,护士应非常重视他们的饮食习惯,在不影响治疗的情况下尊重他们的饮食习惯和对饮食的选择。

(4) 对少数由于饮食习惯引起疾病或影响疾病治疗的患者,对其进行饮食方面的健康教育。如高血压和心血管疾病的患者,可能是长期饮用奶茶,摄入盐量较多引起;贫血、营养不良、便秘等,可能是食蔬菜、水果少引起。不仅要劝其改变饮食习惯,还要设法帮助他们适应必要的营养饮食。

(5) 尊重少数民族风俗习惯,建立良好护患关系:尊重少数民族患者的风俗习惯,不触犯患者的特殊忌讳和民族习俗,积极开展微笑服务,努力创造温馨、和蔼的治疗环境;化解因语言障碍、种族不同引起的猜疑和误解。

（6）在交接班或给患者做治疗、护理时，用简单少数民族语可使民族患者倍感亲切。如发生不愉快，及时请民族护士或医生出面进行调节。及时了解患者民族背景、尊重民族风俗习惯已势在必行。

5. 评估实施情况　护士在得知原因后向患者道歉并定购回民食品，得到患者谅解。对护士进行少数民族及三大宗教的风俗习惯学习，掌握相关知识，避免禁忌事件的发生。

（三）资料来源

[1] 彭幼清，姚蔓玲，张莉萍，等. 浦东新区外籍患者多元文化护理需求调查及分析. 解放军杂志，2009，3(26)：16

[2] 朴玉粉，王志稳，吴晓，等. 外籍人员多元文化护理需求调查分析. 管理研究，2007，7(9)：30

[3] 彭幼清，张莉萍，等. 服务质量差距模型在多元文化护理中的应用. 中华护理杂志，2009，44(7)：603

[4] 丁洁. 少数民族病人的健康教育问题. 农垦医学，2000，22(1)：42

[5] 袁碧，程新梅. 新疆少数民族地区特殊护理纠纷原因分析及对策. 新疆医学，2007，37：291

三、应用三

（一）临床实例

[案例3]

　　门诊一位美籍患者，因前臂外伤至某院换药，护士在操作中严格执行无菌操作规范，患者表示满意。但在换药过程中，有一医务人员进入该换药室取其他物品，患者对此表示不满，并且要求护士以后换药时，一定要关好门。

（二）临床实践

1. 护理问题　在临床为外籍患者提供服务时，如何保护患者的隐私？

2. 查阅文献

（1）检索网址：中国期刊全文数据库、万方医学网、Cochrane Library、Medline。

（2）检索策略：多元文化护理，保护患者隐私。

3. 评估证据　分析共纳入 4 项研究。隐私权是患者的基本权利之一。在护理活动中，由于护理人员在疾病诊治过程中的特殊地位，在很多情况下可以触及患者的隐私，如果不加以重视和保护，就会出现侵犯隐私权的现象。因此，护士在进行护理工作前，应多与患者沟通，处理好知情权与隐私权的关系，从而维护患者，保护其隐私权。朴玉粉等研究表明，外籍患者认为保护患者的隐私很重要；156 例（69.0%）希望能住单间病房；112 例（49.6%）不希望护士在晨晚间护理时整理患者的私人物品。193 例（85.4%）认为护士在进入病房前必须敲门并经过允许后才可进入；108 例（47.8%）认为护士未经允许不可将其病情告知他人。护理人员在实施护理工作的过程中，要切实考虑是否触及患者隐私，尊重患者人格，同时还要避免知情权与隐私权之间的矛盾,从而满足患者保护隐私权的心理需求。

4. 护理实践

(1) 建立并完善一系列保护患者隐私的多元文化护理服务标准及制度。

(2) 制订特需门诊及病房各自保护患者隐私的制度及实施细则。其中有门诊实施预约中、接诊时、诊室中、诊查后、操作中及护理回访中的具体保护隐私标准及规范;病房实施护士站环境布置时、检查操作时、交接班时、有宗教禁忌时、病历档案保存时及回访中的具体保护隐私标准及规范。上述制度及实施细则具有较强的可操作性,为护士的实施提供服务标准及制度保证。弥合了护理管理部门感知与服务质量期望的差距,使标准、制度及细则与质量要求相一致。如进入病房前敲门;晨、晚间护理时间按患者的需要;禁忌护理人员间谈论与患者病情无关的事项。

(3) 努力改变硬件环境,最大限度满足患者的合理要求。在现有的医疗条件下,医院应该提倡建立单人诊室;对非单人病房、诊室或检查室,可以通过努力改善诊疗环境来设法保护患者的隐私权,如运用屏风遮挡、床单位间设活动帘隔离、严格划分就诊区与候诊区、医护人员与患者交谈时语言轻柔、门诊服务窗可设立"密诊室"和"一米线"等措施来保护患者的隐私权。

(4) 护理时特别注意给患者留出一定私人空间,保持与患者 0.5～1 m 的距离。在医生进行诊疗时不围观、不指指点点、不大声议论、保持安静,需要护士配合时及时到位履行职责,避免造成患者的不安和反感。

(5) 不随便翻动患者携带的物品。

(6) 在患者写东西时,不从背后去看对方写的内容。

(7) 需要留影像资料,应在征得患者同意后进行拍摄。如果患者不同意,则宁可留下遗憾也绝不侵犯患者的隐私。

(8) 古希腊医学家希波克拉底医学誓言中"行医处世,所见所闻,永当保密,绝不泄露"。医护人员应当深刻认识到,保护患者的隐私既是职业道德的要求,同时也是法律的要求和应尽的义务。在维护患者的隐私权时,医护人员应当从患者角度出发,提高自身人文素质的修养,真正认识到医学的发展应当建立在保护患者各种权利的基础之上。

(9) 定期进行护士保护隐私的培训及考核。

5. 评估实施情况 本实例中,在外籍患者指出后,护士马上向患者进行道歉,并加强护士对患者隐私保护意识的培训,定期考核,患者满意。

(三) 资料来源

[1] 彭幼清,姚蔓玲,张莉萍,等.浦东新区外籍患者多元文化护理需求调查及分析.解放军杂志,2009,3(26):16

[2] 朴玉粉,王志稳,吴晓,等.外籍人员多元文化护理需求调查分析.管理研究,2007,7(9):30

[3] 彭幼清,张莉萍,等.服务质量差距模型在多元文化护理中的应用.中华护理杂志,2009,44(7):603

[4] 乔燕晓.谈护理工作中患者隐私权的保护.中华现代临床护理学杂志,2006,1(7):639

四、应用四

（一）临床实例

> **［案例4］**
>
> 　　某院特需病房于2008年12月收住了1例5岁泰国男性患儿，浓眉大眼，天真活泼，每一位护士都喜欢他，患儿的父母对医院的服务也很满意。但某天一护士在给患儿注射前，一边解释一边抚摸了患儿的头部，不料被患儿母亲阻止并表示不满，护士当时不知所措……

（二）临床实践

1. **护理问题**　在临床为外籍患者提供服务时，如何尊重患者的风俗习惯？

2. **查阅文献**

（1）检索网址：万方医学网、中国期刊全文数据库、Cochrane Library。

（2）检索策略：多元文化护理，保护患者习俗。

3. **评估证据**　分析共纳入7项研究。各民族风俗习惯有很大的差距，如汉族人碰到小孩，都喜欢抱一抱，逗一逗或拍拍头，赞美几句。维吾尔族孩子多长得浓眉大眼、让人喜爱，忌讳人一进屋就抱孩子，凝视人、物，认为这种眼光具有超自然的邪恶力量，会给喜欢的人、物带来不利。这种风俗在边远农村尤为讲究。因此，护士在临床护理中不懂民族区域的不同习俗容易引起患者不悦和反感。饮食上，少数民族禁食猪、狗、驴及未经宰杀而自死动物的肉、血。同一病室中不同民族的患者混住，饮食及生活上习惯的不同有时导致矛盾产生。朴玉粉等的研究显示，226例外籍患者中，47.3%有宗教信仰，69.9%在被触犯文化禁忌时会生气，不同文化或宗教背景的人有不同的需求和饮食禁忌。外籍人员认为护士掌握各国饮食、文化和风俗习惯非常重要，其原因是不同国家及民族在自身发展过程中形成不同的文化体系，其文化准则、信仰、生活习俗有很大差异，产生不同的民族文化习俗、宗教信仰、饮食习惯，这种差异容易产生护理问题。因此，作为护士不但要了解患者所患疾病，还要充分了解各国家及民族的文化，加强多元文化护理的培训，了解并尊重他们的信仰、风俗习惯，从而为不同文化背景的患者提供共性和个性的护理。在护理评估过程中，如果收集到有关文化需求或禁忌的资料，可根据不同的情况采取不同的应对方法。

4. **护理实践**

（1）作为护理人员，了解不同国家、不同民族患者的护理需求，增强文化的敏感性，以人文、地理等知识缩短相互间的差异，达到有效沟通。

（2）尊重患者的民族忌讳和民族风俗。例如：有位巴基斯坦籍肛瘘患者，告知护士在他们国家住院是院方提供一次性成人尿裤，可因本院没有现货供应，护士叮嘱他将尿垫衬入内裤中，他不同意，结果当切口分泌物污染病员服时，随即要求更换，甚至1天换7套，护士尽力满足其要求且毫无怨言，使他由衷感谢。而日本患者则表现"工作狂"，不适症状一经改善，即要求出院，对医疗护理绝对服从。这就要求护士细心观察、主动沟通、按其习俗施护。

（3）充分满足个性化需求。少数民族或外籍患者，有语言沟通障碍者采用一对一宣教。民族患者由同种语言护士完成宣教；民族护士使用双语进行健康知识小讲课；与民族医生协同完成;儿科患者的陪护亲属变更频繁,健康教育难度大,采取床头精心制作的相关疾病健康教育知识宣传挂牌,供陪护人员取阅。护士在进行各项护理时随机宣教,对于不能连续听取健康知识宣教的神经内外科的头晕、头痛患者,则在床头放置宣传资料,取得良好效果。

(4) 加强护理人员尊重患者风俗习惯的教育,使其具有避免禁忌的自觉性。

5. 评估实施情况 本实例中,当护士得知这动作是对患者的不尊重时,立刻向患者及其家属道歉并取得原谅。该护士自知缺乏相关知识,于是自己回家网上去查询相关资料,并与同科室医护人员分享,避免了该情况再次发生。而医院也对涉外护士的相关知识进行了培训。

(三) 资料来源

[1] 朴玉粉,王志稳,吴晓,等.外籍人员多元文化护理需求调查分析.管理研究,2007,7(9):30

[2] 康英.多元文化护理中护士容易忽视的问题与对策.护理学杂志,2007,22(2):13

[3] 梁艳,阿孜古丽,李萍.多元文化区域医院健康教育的实践.中国护理管理,2004,4(2):45

[4] 彭幼清,姚蔓玲,张莉萍,等.浦东新区外籍患者多元文化护理需求调查及分析.解放军杂志,2009,3(26):16

[5] 彭幼清,任晔,等.特需护理中多元文化护理培训的效果研究.上海护理,7(3):12~14

[6] 任梦梅.论全球化背景下医学生文化意识的培养.西北医学教育,2007,15(4):598

[7] 彭静,王洁.大学英语教学与医学生文化意识的培养.西北医学教育,2007,15(4):710

五、应用五

(一) 临床实例

[案例5]

1例男性日本籍患者,45岁,因急性阑尾炎需急诊手术收入院。术后,当护士将其安排在4号房间14号床时,患者当即表示不满,并拒绝入该病区,同时投诉了护士……

(二) 临床实践

1. 护理问题 护士在为外籍患者提供服务时,如何尊重患者的风俗习惯?

2. 查阅文献

(1) 检索网址:中国期刊全文数据库、万方医学网、Medline、Cochrane Library。

(2) 检索策略:多元文化护理,风俗禁忌。

3. 评估证据 分析共纳入3项研究。朴玉粉等研究指出,由于民族及国情的差异,中外医院在就诊程序、医护人员的行医习惯及服务理念上均有不同。外籍患者,尤其是初到中国的患者就诊于中国医院会因上述差异而造成不便,因此在护理工作中,护士应努力了解患者的风俗禁忌,尽量满足患者的需求或者针对这些差异进行充分解释,取得患者的理解和配合。

4. 护理实践

(1) 正确评估患者,避免患者的风俗禁忌。

（2）环境布局好，适应患者的需求，否则可直接影响患者的心理感觉。医院的服务对象是痛苦的患者和焦虑的家属，舒适的医院环境、宽敞的居住空间、整洁的床单位和方便的卫洁设施会给患者带来流畅感和韵律感，赏心悦目。对于病房墙壁的颜色，大多数人选择白色，各国家之间没有显著性差异，因此可以用白色为基调（儿科可用花色图案或动物图片），以其民族、国家及个人所喜爱的颜色作装饰（如窗帘），既表现出医院的干净整洁，同时也装饰了房间，带给患者亲切感。在护理工作中，尽量避免使用患者所属国家或民族禁忌的颜色，以免发生不必要的误解和冲突。

（3）加强护理人员的培训，了解不同民族的民情风俗和习惯，以人文、地理等知识缩短相互间的差异，达到有效沟通。尊重患者民族忌讳和民族风俗，如日本人忌讳"4"，欧美人忌讳"13"，在安排病房、床位、手术日期时应尽量避免。

5. 评估实施情况　护士向该患者表示由于一时疏忽，忘记了日本人的忌讳，并马上向其道歉并重新安排床位，避开了带"4"的房间与床号，患者表示谅解并入住病房。

（三）资料来源

［1］朴玉粉，张洪君，骆金铠，等. 多元文化护理模式在临床实践中的应用. 中国护理管理，2008，8（10）：29

［2］彭幼清，姚蔓玲，张莉萍，等. 浦东新区外籍患者多元文化护理需求调查及分析. 解放军杂志，2009，3（26）：16

［3］康英. 多元文化护理中护士容易忽视的问题与对策. 护理学杂志，2007，22（2）：13

六、应用六

（一）临床实例

[案例6]
　　1 例加拿大籍患者在某院特需门诊大厅专家牌前选择专家，当移动至一名泌尿系统专家牌前，停住了脚步，并伫立约 20 分钟。门诊护士见患者停留时间较长，上前用英语询问道："Can I help you（我能帮助您吗）?"然而此语不但没有给患者舒心、安慰，相反引起患者极其不满，结果投诉了该护士。

（二）临床实践

1. 护理问题　护士在为外籍患者提供服务时，为何不知道患者是在祷告？护士应如何面对？

2. 查阅文献

（1）检索网址：中国期刊全文数据库、万方医学网、Medline、Cochrane Library。

（2）检索策略：多元文化护理，文化敏感性。

3. 评估证据　分析共纳入 7 项研究。随着全球化进程的发展，中国对外开放步伐的加大，越来越多的外籍人士来到中国旅游、经商、工作、学习。如何为来自不同文化背景的人群提供高质量的护理服务，对我国护理人员是一个挑战。文化意识、文化敏感性已成为护理人员的必备素质。培养医护人员文化意识的目的是使其认识到这些影响对患者的疾病及康复有着重要的意义。具体地说，是使其认识到文化的各个方面，包括生活习俗、种族、性别、语言交流能力和方式、宗教和信仰等对疾病和健康、医疗的影响，以及自身的文化对医疗行为的影响，自觉采用文化相对主义的态度，为来自不同文化背景的患者及其家属提供服务。作为护理人员，认识文化差异对医疗的影响是非常重要的，与人们的生活方式和健康密切相关。来自不同文化的人，由于对疾病的起因、预防、治疗的理解不同，对治疗的期望和要求也就不同。这些健康信仰体系的不同常常影响护士与患者及其家庭之间的相互理解。

宗教是文化的一个重要组成部分，影响着人们的生活方式和对生与死的理解，是跨文化护理中不可忽视的因素。在不同的文化里，男女的社会地位、行为要求不同，也会影响到护理中的人际交往。此外，来自不同种族的人，由于基因的差异，对治疗的反应可能会不同。还应该认识到，由于语言和交流方式的不同，在跨文化的医疗护理交际中常常引起误会，影响医护人员与患者及其家属的相互信任，影响有效的交流，导致不满意的治疗效果。这些对文化差异与医疗护理的认识，有助于医护人员更全面地理解影响健康的因素；不以自己的标准、价值观去衡量别人，也不以僵化的模式去定位他人；从跨文化的角度看问题，尊重患者的感受，建立良好的护患关系，在以后的跨文化医疗服务中，为患者及其家属提供更好的医疗护理服务。

护理人员应了解东西方文化的差异。例如不同信仰的文化表现方式会反映在患病原因、疾病治疗和疾病预防的文化上。对于疾病产生的原因，亚洲国家的人们普遍认为是身体中的阴阳失调所导致的，拉丁美洲文化认为是由于冷热失衡，大多数西方人认为疾病是机体的功能和结构异常所致，但是一部分美国基督教徒认为疾病是自己行为疏忽所导致如没有定期做礼拜、没有感恩、没有祷告等。疾病的治疗方面，有些亚洲治疗方法如针灸、艾灸、拔火罐等会导致局部肿胀及瘢痕，这样的治疗目前还不为大多数西方人所接受；黑人穆斯林患者除孕妇、儿童外，在斋月期间会改变既定的治疗和护理方案。这些知识会帮助护理人员在工作中正确解读患者的话语，从而作出准确的、基于其文化背景且易于理解的治疗和护理诊断，并制订出可被患者接受的治疗护理方案。多项研究表明，护士及护理实习生的文化敏感性不强，缺乏多元文化护理的认知及行为能力。

4. 护理实践

（1）对护理人员采取多种培训方式。可以通过讲座、影视欣赏、讨论、文化实践活动等，也可利用图书馆、网络等资源，通过阅读文化人类学相关资料，广泛了解其他民族的风俗习惯、生活方式，查找文化差异与医疗的资料，丰富自己的文化知识，以利临床护理工作。

（2）详细讲解课文中出现的文化内容；补充文化背景知识，将词汇学习、外语学习与文化联系起来；比较中西方基本社交礼仪的异同；讲解习惯用语也是了解西方文化的一个有效途径；了解一些医患之间的行为规则；鼓励广泛阅读。

（3）尊重患者宗教信仰制度。

（4）加强患者文化背景的评估。

（5）加强护士人文知识的培训及多元文化护理知识的培训，采取案例教学法，使护士学以致用。

（6）根据患者需要，提供院旁的宗教服务场所（教堂、清真寺、寺庙等）。

5. 评估实施情况　本实例中，通过护士长与患者沟通才知道原来该患者是在祷告时被打扰，立即对其进行道歉，并提供院旁的宗教服务场所，患者满意。

(三) 资料来源

〔1〕任梦梅.论全球化背景下医学生文化意识的培养.西北医学教育,2007,15(4):598

〔2〕彭静,王洁.大学英语教学与医学生文化意识的培养.西北医学教育,2007,15(4):710

〔3〕彭幼清,刘薇群,李佩珍,等.特需护士多元文化护理认知状况调查分析与对策.护理学杂志,2006,21(14):10~12

〔4〕彭幼清,钱培芬,江萍,等.上海市特需护士多元文化护理认知现况的调查.解放军护理杂志,2007,24(4):35~37

〔5〕彭幼清,张莉萍,姚蔓玲,等.服务质量差距模型在多元文化护理中的应用.中华护理杂志,2009,44(7):603~606

〔6〕彭幼清,任晔,等.特需护理中多元文化护理培训的效果研究.上海护理,7(3):12~14

■ 参考文献

〔1〕彭幼清主编.护理学导论.北京:人民卫生出版社,2004.121~122

〔2〕彭幼清,姚蔓玲,张莉萍,等.浦东新区外籍患者多元文化护理需求调查及分析.解放军护理杂志,2009,26(3):16~18

〔3〕黄人健.多元文化护理和我国护理的发展.南方护理学报,2000,7(2):1

〔4〕周艳,王丽.多元文化视野下的护理教育实践.中国实用护理杂志,2004,20(1):62

〔5〕马伟光,李继平.护理发展趋势——多元文化护理.护士进修杂志,2005,20(3):244~245

〔6〕郭明贤,刘冬焕,尼春萍.护理学教育增设多元文化护理课程的构想.中国高等医学教育,1999,(3):45~46

〔7〕彭幼清,刘薇群,李佩珍,等.特需护士多元文化护理认知状况调查分析与对策.护理学杂志,2006,21(14):10~12

〔8〕彭幼清.护理特需患者真实体验的质性研究.现代护理,2007,13(3):9~11

〔9〕彭幼清,罗玲,李莲娜,等.特需护士多元文化护理认知与其个性特征的相关性研究.现代护理,2007,13(25):2359~2360

〔10〕彭幼清主编.实用临床护理200句六语种互译手册(中、英、法、西、德、日).北京:人民卫生出版社,2009.7~18

〔11〕胡军.浅谈多元文化护理及"文化安全性"问题.解放军护理杂志,2005,22(12):82~83

〔12〕朴玉粉,王志稳,吴晓静,等.外籍人员多元文化护理需求调查分析.中国护理管理,2007,7(9):29~30

〔13〕陈娟,李继平.多元文化护理中文化能力的研究进展.护理研究,2009,23(4):1040~1042

〔14〕谭静.论护理教育工作中的多元文化护理.中国医药导报,2008,5(15):96~97

〔15〕肖韶玲,李春雨,肖灵芝,等.多元文化护理在ICU护理质量管理中的应用.护理研究,2006,20(4):1113~1114

〔16〕曹敏.奥运会医疗护理服务中应用多元文化护理体会.实用医药杂志,2008,25(12):1529~1530

〔17〕张海珊.应用多元文化护理提高ICU患者的满意度.华北煤炭医学院学报,2009,11(3):248~249

〔18〕王春生.护理管理者要重视发展护理文化.护理管理杂志,2003,3(1):2~3

〔19〕吴清香,丁小容,王琦.多元文化护理中的非语言沟通技巧.现代医院,2004,4(11):69~70

〔20〕萧瑞球,谢运娥,陈宜美,等.对4例外籍肺结核病人的多元文化护理体会.临床肺科杂志,2006,11(4):557~558

［21］姚婷．论涉外专业护士的跨文化护理能力培养．现代护理，2008，14(1)：122～123

［22］胡艳玲．对一例苏格兰患者的多元文化护理体会．中国护理管理，2008，8(6)：75～76

［23］王美华．多元文化护理课程教学实践与探索．卫生职业教育，2009，27(15)：57～58

［24］林兆霞，杨辉．护士多元文化护理中文化敏感性状况调查．护理研究，2008，22(7)：1718～1719

［25］张雪梅，丁福．涉外护理单元护士多元文化护理能力的培养．护理学杂志，2009，24(11)：5～6

［26］Madeleine Leininger，Marilyn R. McFarland. Transcultural Nursing：concepts，theories，research and practice. 3rd ed. New York：McGraw-Hill Medical Publishing Division，2002，285～517

（彭幼清　周如女）

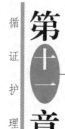

循证护理在临床营养支持中的应用

在临床营养支持中,开展循证护理可提供可靠的科学信息,促进护理决策科学化,提高临床护理质量。患者临床营养现状多项调查表明,国外和国内不同医院住院患者约有50%的患者存在不同程度不同类型的营养不良,大部分需要营养支持的患者未得到及时的营养支持。临床营养支持研究在近20年进展迅速,出现很多新的技术产品和新的观念,遵循循证护理观念。护士在营养状态评估、营养支持途径选择、营养液给予、经外周静脉中央静脉置管(PICC)导管护理、营养支持中的健康教育等方面按循证护理的原则,查阅文献,了解并运用最新知识综合评估患者的疾病状态、营养状态、胃肠道功能、经济状况、患者和家属的意愿,制订最适合患者的营养支持护理方案,使患者最大限度地受益。

一、循证护理在营养状况评估中的运用

1. **循证问题** 如何进行营养状况的评估?

2. **循证依据** 传统的营养评价指标主要包括机体测量指标,如体重、体质指数(BMI)(体重/身高^2,kg/m^2)、肱三头肌皮皱厚度、上臂围、上臂肌围等;生化指标,如总蛋白、清蛋白、氮平衡等;免疫指标,如总淋巴细胞计数、皮肤迟发超敏反应等。这些指标都有一定的局限性,除体重外,其他指标在临床护理中应用很少。目前应用最多的是BMI,国外以BMI<20 kg/m^2,国内一般认为BMI<18 kg/m^2 即存在营养不良,但实际上由于个体差异,BMI<18 kg/m^2,并不一定需要营养支持。通过循证发现,目前国际上应用最广的有简易营养排查法和临床营养主观全面评定(subjective global assessment SGA)。简易营养排查法是根据饮食、食欲、吞咽功能、体重改变和社会活动支持状况5个方面分别调查,根据患者情况评为1~20分,<12分者需要营养师指导。SGA是根据详细的病史和体检,包括体重、进食改变、活动能力、疾病状况等将营养状态分为A(营养正常)、B(中度营养不良)、C(重度营养不良)3级。

3. **循证护理的运用及评价** 南京军区总医院在20世纪90年代初建立了由医师、护士、营养师组成的营养支持小组,逐项完善相关应用标准。护士对入院患者常规测量身高、体重,询问近期体重变化、饮食改变,有无发热等应激状态,简单筛查出营养不良患者,并通知营养师进一步评估。随着现代检测技术的推广,他们应用高科技智能化仪器,如间接能量代谢仪测定,可了解机体的代谢状况,同时得出科学客观的数据,为临床营养支持能量和蛋白

质供给量提供依据。应用机体组成成分分析仪可进一步了解患者瘦组织群、脂肪等成分,并可动态观察和比较,以评价营养支持的效果。通过采用以上评估方式,在临床运用中能更全面地评估患者的营养状况。

二、肠内营养与肠外营养

1. 循证问题　选择肠内营养还是肠外营养?

2. 循证依据　以"肠内营养"、"肠外营养"为关键词,查询中国期刊网,检索到相关文献25条,确认其中2篇为最佳研究实证。营养不良患者根据情况可采取口服、肠内或肠外营养支持方式。愈接近正常的饮食愈符合生理需求。肠内营养能维持肠道黏膜的完整性,防止肠道细菌移位,促进消化液分泌,促进门静脉血液循环,改善营养状况,提高机体免疫功能,缓解急性炎症反应,减少应激性代谢。因此,当患者肠道有功能并能安全使用时,应使用肠内营养。肠内营养与肠外营养相比,具有并发症少、管理方便、患者恢复快、安全等优点。只有当患者患有消化道瘘、炎性肠道疾病、短肠综合征、急性重症胰腺炎、胃肠道梗阻等疾病不能经肠道营养,并且短期内(<7 天)不能恢复经肠饮食时才给予肠外营养。

3. 循证护理的运用　在传统选择营养支持的方式上,临床医生根据经验,或在肠内营养不耐受时改为肠外营养。但是按照循证护理的要求,护士应仔细评估患者的肠道功能,对能进食的患者给予口服补充营养液或营养粉,对不能口服营养液的患者如昏迷、胰腺炎患者可置鼻胃管或鼻肠管。对不能耐受肠道营养的患者要仔细查找原因。常见的原因有:①营养液的温度、肠内滴入速度和浓度,营养液的温度一般控制在 38~42℃;口服营养液一天 4~6次,每次 100~200 ml。②营养液的配方、渗透浓度。初次使用营养制剂,尤其是要素制剂,患者容易腹泻,甚至出现倾倒综合征。因为高糖、高渗透的要素营养使消化道分泌大量液体进入肠腔,导致血容量减少,肠内容物增加,引起头昏、心跳加快、腹泻等症状。因此,必须逐渐增加营养液的浓度和速度,使肠道有一个适应过程。

对肠内营养的患者通常是选择鼻胃管。循证证实,对胃排空障碍、意识障碍的患者,鼻肠管能有效降低反流和误吸,明显优于鼻胃管。对需要长期(>3 个月)肠内营养的患者,经皮内镜下放置胃/肠造口管(PEG/PEJ)能消除经鼻置管引起鼻、咽喉和食管的受压、缺血,减少误吸,增加患者的舒适度,提高生活质量。针对 PEG/PEJ 的护理,制订出护理常规,用以指导临床护理工作。同时循证护理要求护士必须根据患者的经济状况,推荐选择最经济而有效的营养液。不同配方的营养液价格差别很大,而特殊疾病的营养液价格更高,如对糖尿病患者含膳食纤维的标准配方营养液就可控制血糖;对胃肠功能好、意识有障碍的患者,采用家庭匀浆饮食经 PEG 管饲就可满足患者的需求,而且大大节省费用;对肠瘘等消化液大量丢失的患者,国外有经空肠造口管回输的报道,通过循证,对条件适合的患者进行肠液、胆汁回输,减少消化液的丢失,有助于维持水和电解质平衡,也为患者节省费用。

对病情稳定需要长期营养支持的患者,家庭营养能有效提高生活质量。通过循证了解到近年来家庭营养在欧美及日本等发达国家广泛开展,患者在家中行营养支持治疗,使患者能离开医院,回到熟悉的家庭环境,与亲人生活在一起,既节省费用,又提高了生活质量。

4. 循证护理评价　中南大学湘雅三医院对 18 例鼻肠管内营养支持患者进行观察,患者腹痛、恶心、呕吐等症状完全缓解,营养状况恢复较快。感染性并发症和病死率明显下降,缩短了患者的住院天数,降低了患者的住院费用,得到患者及其家属的认可。

三、肠外营养中 PICC 导管护理

1. **循证问题**　PICC 导管如何护理?

2. **循证依据**　经查询文献后总结:对不能通过肠内营养维持基本生命活动需要的患者,需通过肠外营养,但必须考虑营养支持可能需要的时间、患者本身的情况和患者意愿,选择最合适输注途径。以往首选途径是腔静脉置管,但带来的置管并发症亦困扰着护理工作,能否有更好的静脉输注途径? 通过循证,笔者掌握了 PICC 途径操作规程,使 PICC 感染等并发症明显低于腔静脉置管。对外周血管条件不好的患者,将 PICC 从肘正中静脉置管改进为颈外静脉置管,减少管道对血管的刺激和静脉炎的发生。

3. **循证运用**

(1) PICC 途径并发症少且易于预防,首选贵要静脉,因为它比较直、静脉瓣少;其次是正中静脉、头静脉。对外周血管不好的患者,最后选颈外静脉穿刺置管。头静脉前粗后细,且进入无名静脉时角度较小,高低起伏,导管宜造成反折,增加置管难度。最佳穿刺点为肘窝下两横指处。穿刺点过低则血管相对较细,易引起血液回流障碍或因导管与血管壁摩擦而引起血管损伤;过高则可能损伤神经及淋巴回流系统。循证后认为,对较长、较弯曲的左侧路径插管时难度较大,且容易损伤血管内膜,增加并发症的发生率,故建议插管最好选择右侧路径。

(2) 护士穿刺时动作要轻柔、准确,送管时不要过猛,速度要适宜。遇到阻力时,不可强行置管,可抽取适量生理盐水,插管时边冲边送管,既保护血管又有助于使导管头部漂浮到位。PICC 置管后局部压迫小纱垫,并以绷带包扎,松紧度以塞进两个手指为宜,压迫时间1.5小时,既达到止血目的又可减轻上肢肿胀,并妥善固定 PICC 置管。

(3) 肠外营养一个严重并发症是导管败血症,表现为高热和感染症状,全身检查未见明确的感染病灶,症状在导管拔除后消失。如何降低导管败血症的发生呢?

通过循证,发现感染来源于 3 个方面:①静脉置管过程或置管部位常规护理易感染;②静脉导管使用不当;③营养液配置环节污染。

护理措施:①在置管时严格无菌操作;②配置营养液时在操净工作台配置营养液;③采用全封闭式输液系统;④定期消毒穿刺点皮肤并更换敷料;⑤提高穿刺一次成功率,操作时不仅操作者要戴口罩,患者也应该戴口罩;⑥规范导管管理,一般情况下,每周 2~3 次换药能降低导管败血症的发生率,应用透明敷料,使护士能随时观察管口的情况;⑦护士在换药时同样要求严格无菌操作,需用消毒液浸泡双手或戴无菌手套;⑧中心静脉导管原则上不可用于输血、测中心静脉压、取血标本、输注药物等,这些操作都会引起导管连接处污染,输血和抽血会导致红细胞在管腔中沉淀,引起管腔狭窄、血栓形成。

(4) 输液管道应每隔 24 小时更换或清洗,尽量减少污染的机会。维持导管通畅是营养支持护理的重点工作之一。导致静脉导管堵塞的原因有静脉血栓形成、导管尖端移位、导管断裂、扭曲等。因此,对中心静脉置管要选择合适的部位,妥善固定,每次输液完毕,都要用肝素冲管。通过循证,发现用聚乙烯导管,每升肠外营养液中加入 1 000 U 肝素,血栓的形成率从 17% 下降为 5.4%。但长期肝素治疗可导致骨质疏松、血小板减少和出血等危险的并发症,因而长期应用肝素仍是一个值得研究的课题。

4. **循证护理评价**　徐州医学院第二附属医院对 48 例 PICC 置管患者实施最佳的护理措

施,显著降低 PICC 置管后并发症的发生,保证治疗顺利完成,提高护理服务质量和患者满意度。

四、肠内营养 PEG/PEJ 的护理

1. 循证问题　PEG/PEJ 管饲如何护理?

2. 循证依据　高渗营养液是细菌和真菌最好的培养液,肠内营养也应预防感染。一般认为,经鼻胃管饲类似正常饮食,不要求无菌,胃酸可将大部分的细菌杀死,而且肠的黏膜屏障也可抵御一般的细菌。但营养不良的患者免疫功能较差,营养液污染是导致腹泻、肠内营养不耐受的常见原因之一。因此,营养液要现配现用,经肠管饲的营养液配置要求更严格。配置容器应定期消毒,营养液打开后不使用则要放入冰箱冷藏,并注明日期,超过 24 小时应丢弃。

导管堵塞是肠内营养最常见的并发症,一般只要及时采取措施是可以预防的。最常见的原因是经导管给药和冲洗不充分,定时用温开水冲管是最简单和有效的预防方法。循证护理要求在置管的时候就应根据患者所使用的营养液选择合适的导管,如胃功能正常的患者完全可以使用家庭匀浆膳,并要求管径粗些。一旦导管堵塞,只要及时冲管一般都可解决。不能疏通时,不要用强力冲管,否则易致导管破裂。处理步骤:首先用 60 mL 的空针用温水反复冲吸,然后夹管浸泡,使堵块软化、松动后再反复冲吸,大多数堵块可溶解。国外有将胰酶在碳酸氢钠溶液中溶解后冲管处理导管堵塞,笔者医院在临床上的应用证实这是一种有效方法。

3. 循证运用　对 PEG/PEJ 置管患者每天用棉签清洁鼻腔数次,并在鼻腔内滴入少量液体石蜡,以防置管压迫鼻黏膜引发溃疡、出血等。做好口腔护理,2 次/天。①在开始行鼻胃管肠内营养时,营养液滴注应遵循浓度从低到高、容量从少到多、速度从慢到快的原则。开始时,一般为 40～50 mL/h,待胃肠道适应后速度可调至 110～120 mL/h。②在开始鼻肠管肠内营养时,要给予肠内营养启动期,第 1 天滴注 0.9％等渗盐水或 5％葡萄糖盐水 500 mL,第 2～3 天给半量营养液,之后给全量。并观察患者耐受情况,耐受后遵循量由少到多、浓度由低到高、速度由缓到快的原则。逐渐达到全天所需的量及浓度要求。③保持营养液在合适的温度:鼻饲液温度应控制在 38～42℃,每次输注前后,用温开水冲洗管道,防止营养液残留而堵塞管腔。④对年老体弱、卧床及意识不清的患者,可将患者床头抬高 20°～30°,以减少反流和误吸的可能。⑤做好患者营养评估:定时监测血糖、尿糖、血电解质及肝、肾功能变化;准确测量体重,记录 24 小时出入量及排便的量和次数,留尿测尿氮,以评价肠内营养效果。

4. 循证护理评价　郑州大学第一附属医院对 57 例胃癌术后患者行肠内营养,使肠蠕动和吸收功能最早恢复,改善全身营养状况,促进伤口尽快恢复,减少患者的住院天数和医疗费用支出。

五、循证护理与营养支持中的健康教育

健康教育是要求护士将相关知识介绍给患者,尤其是接受营养支持的患者。循证护理要求护士了解患者的病情、胃肠道功能、经济状况等,向患者解释现有的营养支持方式和营养制剂,帮助患者理解营养支持的原因和必要性,使患者更好地遵从医嘱,并告知可能出现

的并发症和处理方法,减轻患者的焦虑。要反复与患者或家属交流,评估患者是否理解掌握营养支持的要点。在营养支持的同时鼓励患者适当活动。笔者发现,卧床患者在营养支持时容易导致脂肪在腹部皮下堆积。对家庭营养的患者,必须在医院内教会患者或家属如何配置和给予营养液,如何护理导管和处理并发症。

■ 参考文献

[1] 李明秀,姜学英,吴祖琴,等.住院病人基本营养状况调查与分析.第三军医大学学报,2004,26(20):1884~1885

[2] 于康.应用 MNA 综合评定法及人体组成成分分析评定外科住院病人营养状况.肠外与肠内营养,2000,7(5):254

[3] 王革飞,任建安,姜军,等.肠瘘病人的能量代谢特点.中国实验诊断学,2004,8(3):213~216

[4] 莫萍,肖静.急性重症胰腺炎空肠内营养支持及护理.肠外与肠内营养,2007,14(1):62~64

[5] 高玲.循证护理在防治 PICC 致肢体肿胀的运用.齐鲁护理杂志,2009,15(19):73~74

[6] 李惠东.胃癌术后早期肠内营养支持的观察及护理.肠外与肠内营养,2007,14(2):127~128

[7] McClaren S, Green S. Nutrition alscreening and assessing. Nurs Stand, 1998,12(48):26~29

[8] Detsky AS, Baker JP, O'Rourke K, et al. Perioperative parenteral nutrition: a meta analysis. Ann Int Med, 1987,107(2):195~203

（田艳萍）

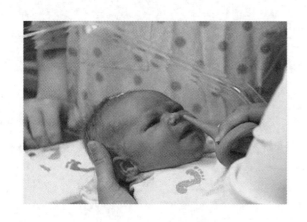

>>>>>>>>>>>>>>>>>>>>>>第三篇

循证护理在北美地区的应用

第十二章 绪 论

传统上,护理被看作是依赖医生指导下照顾患者的一种职业。护士被称为安抚患者执行医嘱的"白衣天使",他们给患者额头降温并执行医生的命令。给患者提供舒适的方法如设计降温法或者决定患者在术后何时从病床上起来都要靠医生下命令,护士来执行。给药时间、测量生命体征、测量患者出入量都要依照医嘱,不是靠护士的判断。在一般期望中,护士无需对医嘱的科学依据有质疑,他们只需执行书面或口头医嘱就行。但在北美和许多其他国家,对护士的期望已有引人注目的变化。

当护士得到更好的教育,患者疾病改善则明显提高。Yung 等(2012 年)指出,在呼吸科病房抢救室关注专业护士和辅助人员的有效配置有利于提高患者病情的改善。在一篇会议论文中观察医院护士成员、患者死亡率、护士倦怠和工作不满意的影响,作者发现患者的死亡率直接与护士工作的满意度和工作人员的配置模式相关(Aiken, L. H., Clark, P., Sloane, D. M. & Silber, J. H., 2002)。Aiken 研究中最有影响的是受较高教育的护士和那些在实践中有自主性的护士在医院里能更好地护理患者和避免有生命危险的并发症发生。护士研究支持这样一个主题:让护理仅仅依赖于医嘱和执行不再适宜或安全。护士必须发展自己的有关安全和有效实践的科学知识。受到超过传统的 20 或 30 个月教育的护士在一个以探究和检查为主的工作环境里会更得心应手。

20 世纪末期以及新的千禧年之初是循证护理基础在北美和英国的奠定时期。大量有关需将科学依据作为护理基础的论文发表,但还没有精心设计的方法论来达到这个目标。而且,护士还不能准确解释在实践环境中产生的统计数据,使用者也没有设计出支持性的技术来收集和管理这些数据,同时对患者护理质量进行科学调查仍有阻力。

如果质量提高部门在每个认证的卫生保健机构得到重视的话,那么他们收集的数据就会强调错误的发生和与现存医疗方案不同的发现,来支持方案的有效性和恰当性,而不只是产生证据。许多人过去相信,如果一个方案已经执行了很久,甚至没有什么证据支持其在实践中有任何科学实效性,它也适宜继续使用。因此,"神圣不可侵犯"的概念经常在护理实践中出现。这是指一个程序长期使用,虽无科学证明有效但人们愿意墨守成规。例如,产科入院规章就包括灌肠、刮耻骨毛发,以及把患者安置到床上躺下。患者的重要社会关系如丈夫、女性亲属或其他重要人员被领到等候厅,在那儿等好多小时直至分娩结束。在另一个例子里,探望住院患者的时间被严格规定和限制。有一个很模糊的观念,这些操作会使患者免于感染和增加舒适度,但从来没有真正的证据支持这种见解。实际上这种操作方便了工作人员而不是有利于患者。改变这种"神圣不可侵犯"的条律曾被看作是危险的甚至不利于对患者的护理。

　　循证实践的执行帮助改变了这些操作,并提高了患者的结局,也改善了护士工作的状况。但在一个抵制以证据为基础的规章发展的环境里怎样执行循证护理呢? 在下面的章节里,我们会尝试回答这个问题。

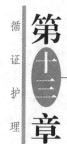

第十三章 什么是北美地区的循证护理?

　　Melnyk 和 Fineout-Overholt(2011 年)提出,循证护理起源于对英国传染病专家 Dr. Archie Cochrane 工作的接受,他积极为有效和高效的卫生保健而抗争。1972 年,他挑战了医疗专业,提供医疗实践的大量且仔细的回顾,因此政策的制定者和使用者能够作出有关健康护理选择性的最佳决定。作为努力结果,Cochrane 中心 1972 年在英国创立。现在全世界有 14 个中心协助 Cochrane 资料收集工作(US Cochrane Center,2012 年)。中国 Cochrane 中心坐落在四川成都国学巷 37 号四川大学华西医院,它的网址是 www. ebm. org. cn。Cochrane 中心的任务是通过提高回顾各种措施,帮助个人清楚了解情况后作出决定。所有这些分析对公众是公开的,这个措施强调了患者是循证过程中的主体,以及循证实践的结果并不仅仅为临床医生服务。

　　美国 EBP 有几个循证护理定义。它依赖于将临床应用与最新、易得的证据综合起来(Porter-O'Grady,2006 年)。在临床实践中不能盲目地把检验过的证据应用到有关患者护理中去。尽管使患者结局非常好的临床实践经验也是循证护理的一个方面,然而,为了防止这种临床实践经验成为一个"神圣不可侵犯"的方案,它必须结合与此相关且已发表的研究结果的适用性进行批判性分析。循证护理另一个方面是以患者为中心,护理的核心是患者而不只是疾病的载体,并被看作是一个整体和护理中的主体。Melnyk 和 Fineout-Overholt (2011 年)的定义有三方面,组成了循证护理的基础,第一方面是外部证据,循证理论,观点主张者以及专家组;第二方面是临床专业知识,也被定义为内部依据;第三方面是患者选择权和价值观。患者的选择权和价值观的囊括使循证不再只是临床尝试的结果和专家意见的积累,而是强化了患者在循证护理中的主体角色。

　　实际上,一个美国经典的护理定义是美国护理协会发布的(2012 年),内容如下:

　　护理是保护、促进,以及优化健康及能力,防止疾病和受伤,通过诊断和治疗患者反应来减轻痛苦,并为个人、家庭、社区以及人群代言。

　　通常对护理的广泛伦理责任指出:护士是那些传统的命令执行者。实际上,为了满足职业的要求,护士必须把研究发现的重要东西、临床程序和结果数据、可靠的临床经验交流、最佳实践的识别,以及仔细判断患者病情轻重缓急结合起来。的确,循证护理给专业护理实践提供了一个现代且需要继续发展的框架它是由 Portor-O'Grady,Melnyk 与 Fineout-Overholt 描绘的元素组成的。

那么,循证实践是如何改变决策的?

在北美,就像世界上许多地方一样,护士经常接受传统护理方案,因为它历来就是如此。很少探究方案的功效,尤其是何种方案对患者的康复最有效方面。很多方案是为医务人员的方便而设置的,或者保证当医生进行巡视或护士交班汇报时有一些可以得到的数据。凭直觉看上去,如吸痰方案的建立是因为它听起来好像是一个好主意,但并没有经过组成循证的那三方面来检验。事实上,当某护士对方案进行质疑的时候,来自其他护士和上级的阻力对一个护士来说是经常的事。然而,随着对护理的科学发展的日渐强化,Cochrane 协会的成立,Sigma Theta Tau 国际组织(国际护理名誉组织)建立了研究智囊团,国家护理研究协会(NINR)和 Tri-Service 护理研究(TSNRP)强调进行研究,很多临床问题被探索,以及开发了一个评估方案的丰富资源。

随着护理科学性复杂性的发展,循证护理的独特方面是从很多不同的专业,以及护理学本身收集证据来做实践决策的。当然,关于最有效医药和治疗的医学证据是构架护理的本质。药剂学提供有关药物代谢动力学和药物药效的证据是决定最佳服药时间的要点。有关心理学文献指出,当患者从手术中或心脏病发作复原时最好安排患者作息时间。社会学证据帮助护理设计的最好方法是去帮助家庭,当他们在处理疾病带来的变故时,为患者创造治愈的环境。护理非常积极地从其他学科获得信息并形成重要的护理研究问题,去决定护理如何能在患者医治过程中做到最有效的影响。交叉学科的著作在有意义的护理方案发展中扮演了非常重要的角色。作为护理方案的框架,护理理论的发展与这些理论的检测为护理科学的发展和检测开启了一个崭新的、令人兴奋的资源。护理在一个理念上也算是先锋:把许多专业综合起来可以有效发展成为一个科学知识体系去造福于我们的护理。

第十四章 现代护理实践中作为循证实例的筛查方案

弗洛伦斯·南丁格尔说,护理的目标是健康者和患者都能拥有。她劝告她的读者去理解维持人们的健康与护理患者一样都是我们的工作。尽管这是100多年来护士与生俱来的权力和责任,但好像只有到近年来我们的健康保健系统才意识到预防严重疾病是维持健康的重要部分。随着这种保健的认识,筛查工作开始发展。2004年的调查中,87%的回答者($n = 500$)表明对健康人群进行日常癌症的筛检是一个好主意(Schwartz,Woloshin,Fowler,Welch,2004年)。然而,近年来的循证对这个准则进行质疑。对乳房X线、心理社会应激评定量表、常规心电图、更年期常规荷尔蒙替代疗法都开始了详细审查(观察杂志,2012年),并被定为"不推荐"。

为了让筛查成本最有效并成为检查潜在疾病的良好指标,有几点原则必须考虑到:

1)疾病必须相对普遍,且有很大的影响;

2)疾病必须有一个有效的治疗办法;

3)这个状况必须有一个无症状时期,且在这个时期探查和治疗可以提高患者的结局;

4)在无症状期间治疗应比症状出现时治疗要好;

5)这个检验必须是安全的、负担得起的,且有足够的敏感性和可靠性;

6)筛查形式必须被患者和社会所接受;

7)必须有持续有效的证据(Jackson,Berbrano,O'Malley,2007年)。

的确,成像技术是筛查中一个有重大意义的工具,全身CT开始普及且被广泛推销给教会人员、市民组织和工会,甚至诊疗费(从65~2000美元)不属医疗保险报销范畴。收集的证据显示这种方法的有效性,并且它能非常好地遵循有效筛查的标准,然而很多企业集团正把它看作是一种有利可图的商业手段。

成像技术的另外一个用法是用来筛查无症状个人冠状动脉硬化。希望CT结果可以让人们得到信息,因此而改变生活方式,降低心脏病发病的次数。迄今为止,有很多关于这种筛查的有效性和对不同人群的特异性的疑问。而且,还没确定这种方法是否比仔细的病史和危险因素的分析更高级。仔细而完整的病史比任何检查都能提供更多信息的格言仍然站得住脚。

筛查带来的风险需被考虑。如果一个筛查导致假阳性,大量的治疗不仅昂贵,可能还有生命危险,且造成患者及家属的精神创伤。在全身CT的案例里,假阳性比真阳性更多。在一个冠状动脉 CT 筛选的研究中,8%的患者被认为至少有一项指标异常。他们中 37% 被推荐予以进一步检查。这个研究没有说明这些评估怎样影响了患者的结局(Furtado,Aguirre,sirlin,2005 年)。

那些假阳性的结果是什么呢? 最常见的是诊断过度,意味着实际上并没有诊断的那么严重且不必那般治疗。任何时候制定措施,就有治疗造成受伤的危险,如麻醉反应、感染、永久影响生命质量的身体结构的变化,还有增加的费用。根据新的可负担得起的医疗法令,任何情况拒绝治疗都是非法的。然而,保险费仍然是很明显的,也存在着对没必要的射线暴露的质疑。尽管许多公司建议射线用最小的剂量(这的确是真的),必须要衡量其危险性和照射结果的价值。另外,对评估的任何筛查的假阳性/阴性结果其实际心理影响还是不清楚的。

有一个问题是关于决定筛查的最佳时间。人们只需阅读子宫颈涂片检查的文献,就可看出这个领域的争论。很多年来,英国运用了 2～5 年的间隔时间做涂片测试。美国卫生团体最近几年来才采用有关年龄、频率和何时应该停止检查的指导方针。然而乳房 X 线仍被推荐为成年女性 1 年 1 次,什么年龄开始进行筛查和结束筛查还在改变。

循证文献根据不同的标准制订不同建议。有一个是检查的方法在发现新的案例中的功效,一个是筛查的结果降低了死亡率,另一个是发现时该病的级别以及能否承受得起治疗(如在老年人中发现前列腺癌)。这些没什么是一刀切的说法,而且医生必须根据可得到的最好的最敏感的依据来做合理的判断。

最后一个问题是技术问题。筛查通常需要某种技术性的设备来完成测试。设备怎么维护? 怎么校准? 以药房和超市里的血压台为例考虑一下。而且,这个设备还需美国食品药物管理局通过才行。在该设备投放到市场前是否有一个很合适的测试周期? 新的变更能确实提高敏感度吗? 最重要的是,这个测试对患者的生活有什么不同?

读者可阅读大量讲述最新的、从数据库里可得到的各种疾病的不同筛查办法的资料,如疾病预防控制中心(CDC)和世界卫生组织(WHO)的网址,以及特殊时间的各种专业学院和协会的推荐,观察日报、药剂师信件、临床实践观察指南、美国预防医学工作小组(USPSTF)网址,以及日常电子邮件的更新,如 AANP 的电子时事通讯,也经常给从业人员有关筛查模式的功效提供有价值的补充资料。

这个筛查例子表明了循证护理不是限制于一个医院单元或仅仅是基础护理。循证是动态的强有力提高患者结局的工具,它需要很认真地规划和长期评估。老的标准对现代实践或许不是最好的;新的理念需要评估其在实践中的有效性和适宜性。数据基础必须是新的而且是可管理的,因此重要的信息是可以被检索的。

第十五章 循证的实用性

因循证管理，有用的信息才得以检索是很多讨论的一个主题。人们没有必要亲自到图书馆大楼为实际操作检查设想获得信息。使用国际互联网为护理专业人员开启了令人惊异的远景。迅速使用其他国家、政府扶植的循证网站，如美国防御疾病小组，可信赖的用户信息网站，如医学网站（http://www.webmd.com），和一些美国最大卫生保健代理赞助的患者信息网都是循证资料的丰富资源。

电子健康记录（EHR）的繁荣也有助于得到数据去支持研究和回答实践问题（Malloch 和 Porter O'Grady，2006 年）。尽管那些电脑系统操作昂贵，但执行循证决策的好处是相当大的。在一个很大的美国中西部健康系统，应用 2011 年电子健康记录的有一些显著的组成部分。当医务人员（一名医生、药剂师、高级实习护士或医生助理）和一个患者有预约，他们甚至在见到患者之前就可以得到患者的全部健康资料。健康史、药物、过敏和同期的诊断都被收集进记录中的一个地方。当患者的诊断被输入，"最好的实践"在一个区域就可显示。在这个地方，医务人员可以很快地回顾最新的证据，且决定选择治疗患者的方法。方法是因人而异的，且是独特的。尽管"最好的实践"没有指示决定，但它给医务人员提供了治疗的有效选择，患者成为可得到的最新信息的受益者。

缺乏普遍可得到的临床信息对医院和门诊部都是一个阻碍。在最近一个有关糖尿病患者护理系统障碍的报道中，研究中的医务人员提到缺乏接近医务人员产生的有关特殊照料的患者信息的途径，增加了第三付款方对实现循证方案的文件的需求，对没能满足保健需求的患者缺乏追踪能力是提供有效初级保健的一个障碍（Zhang，J.，Van Leuven，K.，Neidlinger，S.，2012 年）。电子健康记录被看作是显示这些问题的一个方法，但对私人基础保健，这些系统是非常昂贵且很难实施的。也就是说，在容易得到的电子健康记录里，权衡使用它的费用和利益是一个需要评估的领域。

在评估患者结局时，使用循证决策变成关键因素，而且成为卫生保健经济中的要点。保险公司现在根据医务人员提供的循证决策的力度提供治疗的赔偿水平。使用强有力的循证治疗得到更好的报销率；在治疗计划中如果稳定的循证理由不充足，就拒绝报销（Melnyk 和 Fineout-Overholt，2011 年）。护理实践在卫生经济中也极度重要。如果循证护理没有说明预防后遗症如压疮、行走不便、防止摔跤和医院感染，医院将负担更多费用。如果患者因为这些再次入院，医院将不能得到 Medicare 的赔偿。

很多医院系统现在发展了以单元为基础的护士团队来审核和修改基于循证的护理方案。护理产生这些方案且对实施有解释义务。逻辑上假设：把可得到的证据转化为实践应该是一个有利于各部门工作顺利开展的过程，但这不是真实情况。实践建议只是执行循证实施方案和它们的实践应用的庞大系统方法的第一步（Harrison 和 Graham，2012 年）。

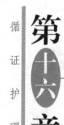

第十六章　护理实践中循证的障碍

从发布循证信息到把它的内含物应用到实际护理实践估计要用 17 年（Balas 和 Boren，2000 年）。不必说，在这个悲哀的估计几年后，从循证到实践的节奏被压缩。尽管使用循证通常被确认为很重要，但许多第一线护士采用这些要素仍然很慢。探究其原因，有几个方面。Gerris 等（2012 年）辨认出四个因素，影响着把循证运用到实践当中去：

1）第一线护士和高级护士的个人属性：他们的循证实践的知识和技术；第一线护士的临床可信度；

2）与利益相关者的关系，包括从管理人员和医药同行得到的支持水平；

3）护理角色的责任和工作量；

4）组织文化、工作量、专业网络和可得到的资源。

以上决定着很多护士从他们的经验中获得什么。如果不支持把循证应用到实践中，或工作量使得这种应用很困难，或者没有领导和其他科专业人士的支持，将需要更大的精力来继续观察"新事物"。如果第一线护士没有学到循证护理在安全和有效的实践中的本质，把循证应用到专业方案中的动力就被大大地弱化。而且，如果资源没有准备好，也就是循证实践可被记录和包含到方案里，循证的参与就会受阻。

把循证纳入实践中的领导能力是成功的重要部分。护理高管、护理主任、护士长都是循证实施的关键，就像 Gerris 研究中一个护士说道："对任何改变，如果我从上级得到帮助，从我的护士主管得到帮助，它将有很大区别。比如我发展的口腔护理指南，如果委员会通过，它将逐级下达。如果我的主管是驱动者，说'这就是我们要做的！'，我就能继续下去。"

在实施循证到护理实践的关键问题是，在科室里第一线护士在系统里对因特网资源的可用性以及主管人员的领导模式。繁重的工作量、相互矛盾的组织要求与没有促进调查研究和循证的使用的工作模式是非常重要的文化议题。这些障碍增加了护士的疑惑，在制订单元方案中缺乏参与，也降低了患者在病房的安全性。的确，保证所有护理实践基于循证是提高患者结局的本质（Gerrish 等）。经 Melnyk 等人和 Minor 研究发现：当护士及其同事应用循证护理作为实践的奠基石，其决策自主权提升，保证更高的工作满意度和参与性。

第十七章 在护理实践中实行循证的北美模式

在审查把循证纳入护理实践的著作中,因特网的连通性和研究大量数据的能力被认为是必要的。仅仅回顾医学数据是不够的。作为教育的一部分,护士必须学习技术,去挖掘适用临床质疑问题的证据。如果护士从没有包括这些信息教育的护理专业毕业,其工作单位必须提供机会让他们学习这些必要的技能。

在北美的很多护理领导的观点中(Melnyk, Fineout-Overholt, Stillwell 和 Williamson, 2009 年, Facchiano 和 Snyder, 2012 年, Harrison 和 Graham, 2012 年, Rycroft-Malone, 2012 年)在现实非常复杂的健康保健环境里,临床实践的提高依赖于护士发展一个探究灵魂的技能,然后知道做什么去把探究转化到循证实践,使用循证做决策的重要性不能被低估。医学会设定了一个目标,到 2020 年 90% 的卫生保健决策将基于循证。这一章将呈现实施循证的巨大障碍,以及把它纳入作为卫生保健决策的关键的更有力的授权。

现在需要考虑什么模式可行,以及护理怎样通过实践来提高患者病情的改善。Melnyk 等(2003 年)发布了一个把科学与艺术统一在保健和循证文化环境里的范例。证据研究与循证理论的结合,临床专门知识和患者在护理中的选择权及价值观,结合起来进行临床决策,造就高质量的患者结局。Melnyk 等(2009 年)为整合循证到护理实践发展了一个循序渐进的方法。

这个方法开始于零步-"探究之魂"。这是其他步骤导出的基础,也是作者为什么称它为"零步"。它的重要性可被归纳为一个词"为什么?",护士对什么达到最好的功效保持好奇,他们对什么不起作用也同样好奇。动员和奖励这种好奇心是实施循证的基本元素。其他去寻找证据的激励,包括回答患者的问题,或在每月读书会给同事呈现新的解决办法,或被要求办宣传栏,或在一个专业会议上讲解等措施(Facciano 和 Snyder)。

询问同事和你自己回答以下问题,是发展探究之魂的一部分:①我可以寻求谁的帮助去更好地循证实践?②我在实践中做了什么而没有证据支持它的有效性?③什么时候我应该质疑?④哪里我可以发现最好的证据?⑤我怎样和别人一起工作来提高我的循证实践技能?(Melnyk 等)。

在美国和加拿大,支持这种发展的方法包含了粘贴带着质疑的宣传海报,而且把它们显眼地贴在护士台里作为一个长期的提醒:寻找依据是这个科室的核心价值观。另一个被作者使用的战略是把策略性首创精神的技能与循证原理阐述联系在一起。如果一个科室认为一个设备或参与专业会议对该科室患者病情改善的提高意义重大,申请批准必须证明这是一个积极措施。在现实中,不是所有证据同样的有力。如果数据库没有显示出证据来支持行为,评估有效性方案的发展也值得支持,关键是对思考和探究的激励。我们经常使用这句话:"好奇没有杀死猫,而是把它变成一只聪明的猫"来激励批判性思维,以及在实践中应用证据且传达对探究的系统支持。

Melnyk、Fineout-Overholo 及其同事发表了关于发展和实施循证护理的核心著作。当考虑把循证转向为现代实践的一个基础时,他们的七步程序非常有帮助。

第一步是提出临床疑问。接受了如前所述的零步培养循证之魂,接下来通过使用一个反映组织、全面探究和有目标议题的公式来提出临床疑问,因此可以使用数据得到最大的利益。这个公式用 PICOT 首字母表达,P=人群的兴趣,I=措施或兴趣点,C=对比或实施团体,O=结局,T=时间结构(Melnyk 和 Fineout-Overholt)。写 PICOT 的问题需要实践。提供一个有 PICOT 清楚说明的图表,对贴到科室走廊"探究之魂"的宣传海报是很有帮助的。有一个使用 PICOT 的公式来循证探究的例子是:

在基础保健里(患者群体),每次探视时怎样检查(护理措施)糖尿病患者的脚,和 1 年 1 次的检查作对比(对照),影响着神经疾病的察觉(结局),在 3 年期限内(时间框架)? 对这个问题的回答可能直观回答,但为了保证结局是最好的,而且给该护士所付出的行为以报偿,证据必须提供来支持这个程序。

第二步是寻求最好的证据。PICOT 公式在数据基础搜寻中帮助辨识关键词。重要的是记住每一个科学数据库都有一个探究方案和重点。一些数据库比另一些更好使用。因此有经验的医学图书管理员是最重要的。这些专家对挖掘数据很有经验,而且当一个人学习如何最有效使用数据时他们是很好的老师。在探究过程中记住挖掘数据库 4 个标准很有帮助:第 1 个是使用循证数据的稳定性(一个图书管理员是非常有帮助的);第 2 个是资源的综合性和特异性,它对临床实践或研究的患者群体是相关的吗? 第 3 个是使用的容易度,这个对忙碌的专业人员来说尤其重要,他们寻找证据,但没有时间在复杂的决策群中发现特殊证据来回答疑问;第 4 个是可用性(Facciano 和 Snyder),由和实践所属的组织或教育机构提供的数据库必须可用来研究。在现代世界,和世界证据库联网对循证过程是至关重要的。

第三步是批判性评价证据。正因为有些东西虽发表了,但不意味着它是有力的证据。使用 PICOT 的标准,人们可以评价论文与研究的关联。它们的有效性、可靠性和适应性应该被审查。这些叫做"研究看守人"(Melnyck,Fineout-Overholt,Stillwell 和 Williamson,2010 年)。在研究中获得数据工具类型的议题中,作者精确辨识和评估结局的关键点了吗? 研究设计合适吗? 这些都是要问的问题。然而,可能在这一步里最重要的问题是这些结果重要吗? 能帮助我的实践吗? 在统计上有重大意义的结果与那些实际中起作用的东西之间是有差别的。有些发现前后两者都适用,但要意识到有些在统计学上是有重大意义的,却在实际方案的发展上不会有积极的影响。

第四步是 Melnyk 等的公式把证据和临床专业知识、患者的选择权和价值观集成一体。有经验的临床医生的判断在这儿很有帮助。如果有一个基于循证的方案,但它侵犯了患者的伦理或道德体系,那么世界上所有的证据仍会导致患者的拒绝。患者的选择权,就拿希望几次治疗来说吧,患者对方案的配合有着深厚的影响。在另一个例子里,假设循证方案建议对孕妇在怀孕 12 周前应该做一个筛查。如果那些筛查因为经济原因或环境受限而不可得,那么方案在那个特殊的实践里将没有帮助。然而,当寻求额外的资源时,那些信息将总被作为一种手段。

第五步是评估实践决策或基于循证改变方案的结果。提出改变还远远不够。护理专业是动态的,循证中变化是持续的。在 2000 年被接受的实践可能将不再合适。筛查方案在这儿是一个很好的例子。还记得前面讨论过关于宫颈涂片或更年期荷尔蒙替代治疗? 在一个医院基础科室记录,一旦新的方案已制订并尝试使用,追溯的数据可用于决定是否改变方案真的有积极的意义(这是为什么电子健康记录是有帮助的另外一个原因)。例如,如果防止患者摔倒是一个科室的战略举措,而且循证方案建立和使用 6 个月,看看方案与降低摔倒是否有联系将很重要。如果那个方案确实表现出积极的结果,那么很好,它可以保持。但如果有其他因素与方案没有关联,且那个因素对摔倒的次数有很大影响,那么方案需要修正。要点是不要把任何方案看作是刻在花岗岩上或不可更改的。

第六步是去宣传这个结果。如果一个人追溯到循证过程的最开始,还记得当初想质疑什么问题且找出是否有人回答了那个问题,它将变得很明显:为什么宣传是那么的重要。作为一个护士,我们不仅仅是对实践中有联系的患者的健康和幸福感兴趣。记住弗洛伦萨·南丁格尔在现代记忆里是第一个使用流行病学原理来证明干净环境对受伤士兵死亡率有影响的护士。她不仅关心克里米亚士兵的生存,而且关心那些她从没遇到过的患者。她的结论在印度和美国用作方案改变的理由。即使在 19 世纪,护士关心患者的福祉是世界范围的。与同事交流展示宣传海报、上台演讲和在同行评论学术期刊上发表论文,是我们专业人士当代的责任,因此循证可保持充满活力和跟上时代步伐。

结　　论

这一篇的目的是介绍循证护理在北美地区的应用。有一些讨论:为什么在护理功能显示的每个领域为方案寻找证据的都是护理角色呢? 在门诊或医院设置里的筛查被证明:循证从各个水平都有利于提高患者的病情改善。经济上和战略上使用循证也被考虑。国际互联网授权和提高患者病情改善的国际间交流的重要性都在被讨论。作者欢迎对以上材料进行讨论和质疑。

（Elizabeth Barker 编写,刘远慧翻译,沈小平审校）

［附］循证护理在北美地区的应用（英文版）
Use of Evidence Base for Nursing
Practice in the North America

Introduction

Traditionally, nursing has been viewed as a profession that depends on the medical profession for its direction in providing patient care. Nurses were characterized as the "angels of mercy" who soothed the fevered brows of the sick and carried out the orders of the physicians. Comfort measures for patients, like those designed to reduce fevers, or even decisions about when patients could get up out of bed after a surgical procedure were left to the physician to order and the nurse to implement. The timing for administration of medications, taking of vital signs, measuring of the patient's intake and output were based on physician's orders, not nursing judgment. Nurses were not expected to question the scientific rationale for the physician's orders, they were just expected to carry out the written or verbal instruction of the physician. However, in North America and in many other countries, those expectations have changed dramatically.

As nurses have become better educated, it is clear that patient outcomes have improved. Yang, Hung, *et al*. (2012) reported that attention to the most effective staffing mix of professional nurses and auxiliary personnel in acute care respiratory units contributed to improved patient outcomes. In a seminal article that looked at the influence of hospital nurse staffing, patient mortality, nurse burnout and job dissatisfaction, the authors identified that patient mortality was directly linked to nurses' job satisfaction and staffing patterns (Aiken, L. H., Clark, P., Sloane, D. M., & Silber, J. H., 2002). What was most influential about Aiken's research was that nurses who are educated at higher levels and those who had autonomy in practice were better able to care for patients and avert life-threatening complications during hospitalizations. Nursing research was supporting the theme that it was no longer advisable or safe to allow nursing to rely on just written orders and their implementation. Nurses had to develop their own body of scientific knowledge for safe and effective practice. Nurses who were educated in programs that are longer than the traditional twenty or thirty month program were better prepared to function in an environment where inquiry and testing was an essential part of practice.

The late twentieth century and the beginning of the new millennium was the time when the foundation for evidence-based nursing practice was laid in North America and Great Britain. Numerous articles were published about the need to have scientific evidence as a basis for nursing care. However, there was no well-crafted methodology to achieve this goal. Further, nurses were not well prepared accurately interpret statistics that were generated in their practice settings, nor was there user friendly technology designed to gather and manage such data. There was also resistance to the scientific investigation of the quality of patient care.

While Quality Improvement Departments were essential in every accredited healthcare institution, the data gathered emphasized the occurrence of mistakes and finding variations of protocols rather than on the generation of evidence to support the efficacy and appropriateness of the protocols. Many believed that if a protocol had "worked" for a long time, it was appropriate to continue to do it even if there was nothing to support that the procedure had any scientific validity in practice. Thus, the concept of "sacred cows" was often found in nursing practice. This is a term for a procedure that has been used for a long time without scientific validation, but with which people were comfortable. For example, the admission protocols in place for a woman who was admitted to the labor and delivery unit in a hospital included an enema, shaving of the pubic area and putting the patient to bed. The patient's significant other, either husband, female relative or other important person was guided to a waiting area where they spent hours waiting for the birth to occur. In another instance, visiting hours for hospitalized patients were strictly enforced and limited. There was a vague sense that this practice increased safety from infection and "comfort" for the patient. There was never any real evidence to support this notion. Rather, this practice developed as a convenience to the staff rather than for the welfare of the patient. To change practice to eliminate a "sacred cow" was seen as threatening and even detrimental to the nursing care of the patient.

The implementation of Evidence-based practice has helped to change these practices and improve patient outcomes as well as improving working conditions for nurses. But what does evidence-based practices in an environment that is resistant to evidence-based protocol development? In the following sections of this chapter, we will attempt to answer some of these questions.

What Is Evidence-Based Nursing Practice in North America?

Melnyk and Fineout-Overholt (2011) state the that origins of the evidence-based practice movement began in the acceptance of the work of the British epidemiologist, Dr. Archie Cochrane, who actively campaigned for effective and efficient health care. In 1972, he challenged the medical profession to provide extensive and careful reviews of medical practices so that policy makers and users could make the best possible decisions about health care alternatives. As a result of his efforts, the Cochrane Center was instituted in England in 1992. There are now fourteen Centers all over the world that facilitate the work of the Cochrane Collection (US Cochrane Center, 2012). The Chinese Cochrane Center is located in the West China Hospital, Sichuan University, No. 37, Guo Xue Xiang, Chengdu 610041, Sichuan, China. Its web page is www. ebm. org. cn. The Cochrane Center's mission is to assist individuals in making well informed decisions by promoting systematic review of interventions. All of these reviews are available to the public. This underscores that the patient is considered an essential part of the evidence based process and that the results of EBP are not just for clinicians.

There are several definitions of evidence-based practice (EBP) in the literature in the United States. EBP relies on the integration of clinical applications and the most current and best available published evidence (Porter-O'Grady, 2006). The evidence tested in real life clinical practice is not just a blind application of published literature to a patient's care. Practical clinical experience that has resulted in excellent patient outcomes is also a facet of EBP. However, lest this practical clinical experience become a "sacred cow" that experience needs to be tempered with a critical analysis of the applicability of published research that is pertinent to the situation. Another facet for EBP centers on the patient. In nursing, it is a core precept that the patient is not just a vehicle of disease, but the patient is viewed as a whole being and an essential element in the care that needs to be delivered. Melnyk and Fineout-Overholt's (2011) definition has three clusters that make up the foundation of EBP. The first cluster is that of external evidence, evidence-based theories, opinion leaders and expert panels. The second cluster is clinical expertise that is also defined as internal evidence. The third cluster is that of Patient preferences and values. The inclusion of patient preferences and values moves EBP beyond just an amassing of the results of clinical trials and expert opinion, but rather solidifies EBPs essential role in nursing care.

Indeed, a classic definition of nursing in the United States is the one that is published by the American Nurses' Association (2012). It states:

Nursing is the protection, promotion, and optimization of health and abilities, prevention of illness and injury, alleviation of suffering through the diagnosis and treatment of human response, and advocacy in the care of individuals, families, communities, and populations

Nowhere in this comprehensive ethical obligation for nursing does the statement indicate that nurses are those traditional "order takers". Indeed, in order for a nurse to fulfill the requirements of the profession, the nurse must combine elements of critically appraised research findings, clinical process and outcome data, communication of solid clinical experience, recognition of best practices and a careful diagnosis of a patient's priorities. Indeed, evidence-based practice in nursing provides a framework for professional nursing practice that is current and requires continuous synthesis of the elements described by Porter-O'Grady, Melnyk and Fineout-Overholt.

How Does Evidence-Based Practice Modify Decision Making?

In the North America, as in many places in the world, nurses often accepted nursing protocols because it had always been done that way. There was little, if any, exploration of the efficacy of the protocols especially in the area of what was best for patient healing. Many protocols were set for the convenience of the staff, or to assure that there was some data available for the physician when they conducted rounds or for change of shift report to other nurses. What seemed to be intuitive, like suctioning protocols, were established because they sounded as if it was a good idea, but the protocol was never tested against the three clusters that comprise evidence base practice. In fact, it was not unusual for a nurse to be met with resistance from other nurses as well as from hospital executives when the protocols were questioned. However, with the increasing emphasis on scientific development of nursing science, with the the the formation of the Cochrane Institute, the repository of research results from Sigma Theta Tau International (the international nursing honorary organization) and an emphasis on rigorous research implementation from the National Institute of Nursing Research (NINR) and Tri-Service Nursing Research (TSNRP) many clinical questions have been explored and a rich resource for evaluating protocols has been developed.

As the scientific sophistication of nursing has developed, a unique aspect of evidence based nursing is that gathers evidence from many different professional disciplines as well as its own to make decisions about practice approaches. Certainly, medical evidence about the most effective medications and treatments is essential in framing nursing care. Pharmacology offers evidence about the pharmacokinetics and pharmacodynamics of medications that are essential in decisions about the best time to administer the medications. Literature from psychology points to the best ways to structure the patient's activity and rest cycles as they recover from surgery or cardiac events. Evidence from sociology helps nursing design the best approaches to helping families create healing environments for the patients as they deal with the life changes that are imposed by illness. Nursing is very active in synthesizing information from other professions and forming important nursing research questions to determine how nursing can make the most effective impact on the patient's healing processes. Transprofesional literature has played an important role in the development of meaningful nursing protocols. The development of nursing theories and the testing of those theories as frameworks for caring protocols have opened a new and exciting resource for the development and testing of nursing science. Nursing is also a leader in the concept that synthesis of the science of many professions can be effectively developed into a body of scientific knowledge to benefit those committed to our care.

Screening Protocols As An Example of the Use of EBP in Modern Practice

Florence Nightingale said that it was nursing's objective to "obtain among the well as among the sick" (Nightingale, 1859). In this discussion, she was exhorting her readers to understand that it was our job to keep people well as much as to nurse them when they are ill. Although this has been our birthright obligation as nurses for over 100 years, it seems that it is only lately that our health care system has come to recognize that prevention of serious disease is an essential part of being healthy. Concurrent with this recognition of health promotion is a developing industry for screening. In a 2004 survey, 87% of respondents ($n = 500$) indicated that "routine cancer screening tests for healthy persons is almost always a good idea (Schwartz, Woloshin, Fowler, Welch,2004). Recent use of the evidence base has called into question this maxim, however. Mammograms, PSAs, routine EKGs and routine use of hormone replacement for menopause have all come under scrutiny (*Journal Watch*, 2012) and labeled as "not recommended".

In order for screening to be cost effective and a good indicator of the potential for disease, there are principles that must be considered:

The disease must be relatively common and have a significant impact

There should be an effective treatment for the disease

The condition should have an asymptomatic period and during which the detection and treatment can improve patient outcomes

Treatment in the asymptomatic period should be superior to treatment once the symptoms occur

The test should be safe, affordable and possess adequate sensitivity and reliability

The screening modality should be acceptable to the patient and to society

There should be evidence of continued effectiveness over time (Jackson, Berbano, O'Malley, 2007).

Imaging has become a significant tool in the screening armamentarium, indeed, the full body CT has become popular and is widely marketed to church groups, civic organizations and unions even though the cost (from \$65—\$2,000 USD) is not usually covered by insurance. The evidence is still being gathered about the effectiveness of this modality and how well it fulfills the criteria for effective screening, however many entrepreneurial groups are seeing this as a profitable commercial use of screening.

Another use of imaging is the screening of asymptomatic individuals for coronary artery calcification. It is hoped that the results of the CTs will allow people to have information that will lead to life style changes and decrease the number of cardiac events. To date, there are many questions about the effectiveness of this screening and its specificity for different groups. Further, it has not been determined whether this method is superior to careful history and analysis of risk factors. The axiom that careful and complete history will yield more information than any tests is still supported by the evidence.

The risks associated with screening need to be considered. If a screening test leads to a false positive, aggressive intervention is expensive, can be life-threatening and cause emotional suffering for both the patient and the family. In the case for full body CT (FBCT), false positives are far more common than true positive results. In a study of coronary CT screenings, 8% of the patients were deemed positive for at least one abnormal finding. Of those 37% has a recommendation for further evaluation. The study did not indicate how these evaluations affected patient outcomes (Furtado, Aguirre, Sirlin, 2005).

What are the consequences for these false positives? The most common is over diagnosis, meaning that the conditions that are not really clinically significant are diagnosed and treated unnecessarily. Any time intervention is instituted, there are risks of harm from the intervention such as reaction to anesthesia, infection, permanent anatomical changes that affect the quality of life, not to mention the increased expense. With the new Affordable Care Act, pre existing condition as a way of denying coverage is illegal. However, the issue of premiums is still apparent. There is also the question of unnecessary radiation exposure. Although many of these companies suggest that the exposure is minimal, which is true, the risk must be balanced against the value of the screening outcomes. In addition, there is an unknown although actual psychological impact of having a false positive or negative result of any screening to be assessed.

There is the issue of determining the optimal time for screenings. One only has to read the literature about Pap screenings to see the controversy in this area. For many years, the British have been using a two to five year interval for Pap testing. The United States healthcare community has only recently adopted guidelines for this testing that relate to age, frequency and the time at which the testing should be stopped. While mammograms are still recommended as a yearly screening for adult women, the age at which the screening should start and stop is changing.

The evidence-base literature makes recommendations based on different criteria. One way of looking at the test is to determine the efficacy of the test in finding new cases, another is the decreased mortality as a result of screening, still another is the issue of stage of disease at time of detection and its ability to be amenable to treatment, for instance, in the detection of prostate cancer in older men. None of this is clear cut and the practitioner must make a reasonable judgment based on the best and most sensible evidence available.

The last issue is the problem of technology. Screening tests usually require some kind of technologic equipment in order to accomplish the test. How is the equipment maintained? How is it calibrated? Think about the blood pressure kiosks in the pharmacies and supermarkets as an example. Further, there is the problem of the approval of the equipment by the FDA. Did the equipment have an appropriate testing cycle before it was put on the market? Do newer modifications actually increase the sensitivity? Most importantly, does this test make a difference in the life of the patient?

The reader is directed to a large volume of material that talks about the screening of various groups for various diseases that are available in data bases like Up To Date, the

CDC and WHO websites as well as the recommendations by various specialty colleges and associations for specific timetables. Often too, Journal Watch, Pharmacist's Letter, Clinical Practice Guideline Watch, United States Preventive Services Task Force (USPSTF) website, and daily email updates like the AANP e newsletters can give the practitioner valuable updates for the efficacy of screening patterns.

This screening example illustrates that EBP is not something that is confined to a hospital unit or even just to primary care. Evidence-based practice is a dynamic and powerful tool for improving patient outcomes. It needs to be formulated thoughtfully and consistently evaluated. Old norms may not be the best when applied to current practice. New ideas need to be evaluated for efficacy and appropriateness in application to practice. The data base must be kept fresh and manageable so that important information can be retrieved.

The Availability of the Evidence Base

Managing the evidence base so that useful information is retrievable has been the subject of much discussion. It is no longer necessary to physically visit a library building to garner the information needed to test assumptions for actual practice. Access to the world wide web has opened amazing vistas for nursing professionals. Quick access to research conducted in other countries, government sponsored evidence based sites like the United States Preventive Services Task Force, and reliable consumer information sites like WebMD, (http://www. webmd. com) patient information sites that are sponsored by some of the largest health care agencies in the United States are all rich sources of evidence-based material.

The proliferation of electronic health records (EHR) has also assisted in the availability of data to support research to answer practice questions (Malloch and Porter O'Grady, 2006). Although these computerized systems are costly to implement, the benefit for the implementation of evidence based decision making is considerable. At a large Midwestern US health system, the EHR that was implemented in 2011 has some striking components. When a provider (a physician, pharmacist, advanced practice nurse or physician assistant) has an appointment with a patient, the patient's entire health history is available to the provider even before the encounter with the patient. Health history, medications, allergies and concurrent diagnoses are all gathered into one place in the record. As the patient's diagnosis is entered, a section of the record entitled "Best Practices" is available. In this section, the provider can quickly review the current evidence base and make a decision about the approach selected for that patient. The approach is individualized and specific for that patient. Although "Best Practice" does not dictate the decision, it does offer the provider effective choices for therapies. The patient becomes the beneficiary of the most current information available.

Lack of universally available clinical information is an impediment to both in hospital and out- patient care. In a recent report of system barriers associated with the care of diabetic patients, the providers who were included in the study cited that lack of access to patient information that is generated by providers to whom the patients were referred for specialty care, increasing demands of third party payers for documentation of implementation of evidence based protocols and the lack of ability to track the unmet health care needs of patients was a barrier to effective primary care (Zhang, J. , Van Leuven, K. , Neidlinger, S. , 2012). EHRs are seen as one way to address these problems, but for the private primary care practice, these systems are expensive and difficult to implement. That being said, weighing the cost and benefits of having Best Practices readily available in EHRs is an area that has to be evaluated.

Use of evidence based decision making has become a key element in evaluating patient outcomes and has become essential in the economics of health care. Insurers are now beginning to provide levels of reimbursement for practices according to the strength of the evidence based decisions of the provider. Treatments that have strong evidence base to support use are paid at better reimbursement rates and payment is being denied if sound evidence based rationales are not evident in the treatment plan (Melnyk and Fineout-Overholt, 2011). Nursing practice is also profoundly important in health economics. Hospitals are now subject to greater costs if evidence based nursing is not implemented to address preventable sequellae like pressure ulcers, failure to ambulate, preventable falls and nosocomial infections. The hospitals will not be reimbursed my Medicare for patients who are readmitted to the hospital as a result of these injuries.

Most hospital systems now have developed unit based teams of nurses to review and revise nursing protocols that are based on the evidence base. It is nursing that generates these protocols and is accountable for their implementation. It has been logically assumed hat translating available evidence into practice should be a smooth process that benefits all parties. This is not the case, however. Practice recommendations are only the first step of a much larger systematic approach to evidence-based implementation protocols and their application to practice (Harrison and Graham, 2012).

The Barriers of Including the Evidence Base in Nursing Practice

The gap between the publishing of evidence based information and its inclusion into actual nursing practice has been estimated to take seventeen years (Balas and Boren, 2000). Needless to say, in the years after this sad estimate, the tempo of inclusion of evidence based practice into actual implementation has been pressed to shorten. Although use of the evidence base is generally acknowledged to be important, many front line nurses are still slow in adopting these factors into actual care. Inquiry into why this is so has revealed several insights. Gerris, Nolan et al. (2012) identified four groups of influencing factors in the adoption of EBP into practice. They are:

Personal attributes of the FLN (Front line nurses) and the Advanced Practice Nurses (APNs)

Knowledge and skills in EBP

Clinical credibility with FLNs

Relationships with stakeholders including level of support from managers and medical colleagues

Aspects of the nursing role in their sphere of responsibility and workload

Organizational culture, workload, professional networks and available resources

These findings support what many nurses "know" from experience. If there is no support for the inclusion of EBP in practice, or the workload is such that it makes the inclusion of EBP difficult, or there is no support from leadership and professional colleagues in other disciplines, it takes too much energy to constantly look at "something new". If the FLNs were not well educated in the essential nature of EBP's presence in safe and effective practice, the incentive to include EBP in professional protocols is severely minimized. Further, if resources are not made readily available so that EBP can be documented and included in protocols, the incorporation of EBP is impeded.

Leadership in the inclusion of EBP into practice is a huge component of success. Nursing executives, head nurses on units, and nursing supervisors are key to the success of EBP implementation. As one nurse in Gerris' study said:

For any change, if I've help from the top, from my executive nurse, it makes a big difference. Like the oral care guidance I've developed, once the committee has passed it, it'll be cascaded jointly. I'll take it forward, but (executive nurse) will be the driver, saying 'this is what we are going to do'.

Key issues in the implementation of EBP into nursing practice have been the availability of internet resources to the FLNs on the unit as well as the leadership style of the executives in the system. Heavy workloads, competing organizational demands and work patterns that did not promote the investigation and use of EBP are important cultural issues. The results of these barriers are increased frustration on the part of nurses, lack of engagement in unit protocols and a decrease in patient safety on the units. Indeed, ensuring that all nursing practice is based on the components of evidence-based practice is essential for improving outcomes (Gerrish, Nolan, *et al.*). The literature does reveal that when nurses and their colleagues use EBP as a cornerstone of practice, their autonomy for decision making rises, a higher level of job satisfaction ensues (Melnyk, *et al.*) and engagement increases (Minor, 2010).

121

Models Used in North America for Implementation of EBP into Nursing Practice

In reviewing the literature about the incorporation of EBP into nursing practice, connectivity to the internet and the ability to search large data bases is considered essential. It is no longer acceptable just to review a medical data base. Nurses must learn, as part of their education, techniques that allow them to mine the evidence for appropriate application to the clinical question they are asking. If the nurse graduated from nursing education programs that did not include this information, it is imperative that their workplace provide them with opportunities to learn these essential skills.

In the opinion of many nursing leaders in North America (Melnyk, Fineout-Overholt, Stillwell and Williamson, 2009, Facchiano and Snyder, 2012, Harrison and Graham, 2012, Rycroft-Malone, 2012) improvement in clinical practice in the reality of a very complex health care environment depends on the skill of nurses to develop a spirit of inquiry and then know what to do to transform that inquiry into evidence based practice. The importance of using the evidence base for practice decisions cannot be underestimated. The Institute of Medicine has set a goal that 90% of health care decisions will be made on the basis of the evidence base by 2020. This chapter has presented powerful barriers to implementation of EBP as well as even more powerful mandates for its inclusion as key to health care decision making.

Now we need to consider what models work and how nursing can change the face of its practice to improve patient outcomes. Melnyk, *et al*. (2003) published a paradigm of the merging of science and art within the context of caring and an EBP culture. The combination of research evidence and evidence based theories, clinical expertise and patient preference and values when encircled by the context of caring, combined to energize clinical decision making, resulted in high quality patient outcomes. Melnyk, *et al*. (2009) have developed a step by step method for integrating EBP into nursing practice.

This method starts with Step Zero- **The Spirit of Inquiry.** This is the base from which all other steps are derived and why the authors term it 'step zero'. Its importance can be summed up in one word, "WHY?" Nurses are curious about what works the best. They are equally curious about why things don't work. Mobilizing and rewarding that curiosity is a fundamental element of EBP implementation. Other spurs to seek out the evidence include the need to answer a patient's question, or to present new approaches to colleagues in journal clubs, or being asked to present a poster or podium presentation at a professional meeting (Facciano and Snyder).

Asking colleagues and yourself the following questions can be a part of developing that spirit of inquiry:

Whom can I ask to help me be better at EBP?

What am I doing in practice that doesn't have evidence to support its effectiveness?

When should I ask the questions?

Where can I find the best evidence?

How can I work with others to enhance my EBP skill set? (Melnyk, *et al.*)

In the United States and Canada, measures that support this development have included posting posters with the questions and posting them prominently in the nurses' station have served as a consistent reminder that looking for the evidence is a core value of the unit. Another strategy that was used by this author was to link the accomplishment of strategic initiatives to evidence based rationales. If a unit believed that a certain piece of equipment or participation in a professional meeting was important to the patient outcomes of the unit, the application for approval had to include evidence that this was a positive action. In actuality, not having any evidence to support the request was equally powerful. If the data bases didn't reveal evidence to support the action, development of a project to evaluate efficacy was also a strong rationale for support. The key was stimulation of thinking and inquiry. We often used the sentence, "Curiosity didn't kill the cat, it made it a *smarter* cat" to stimulate critical thinking and application of evidence in practice and also to communicate system support of inquiry.

Melnyk, Fineout-Overholt and their colleagues have published the seminal literature on the development and implementation of Evidence Based Practice in nursing. Their seven step procedure is very helpful when contemplating a move toward EBP as a foundation for modern practice. After acceptance of Step Zero **Cultivate the Spirit of Inquiry**, the next step is **Asking the Clinical Question** by using a format that reflects organization, thoughtful inquiry and a targeting of the issue so that one is able to use the data bases to the best advantage. This format is known by the acronym **PICOT** where P＝population of interest, I ＝ intervention or area of interest, C＝comparison or intervention group, O＝outcome and T＝ Time Frame (Melnyk, Fineout-Overholt). Writing PICOT question takes some practice. Providing a chart with the PICOT legend clearly stated can be helpful to post on a unit alongside the spirit of inquiry poster. An example of an evidence based inquiry using the PICOT format is:

In Primary Care (patient population), how does(Intervention) inspecting the feet of a patient with diabetes at every visit compared with doing it once a year(comparison) affect the detection of neuropathies (outcome) during a three year period (time frame)?

The response to this question may be intuitively answerable, but in order to assure that outcomes are the best they can be AND to get paid for the action the nurse is performing, evidence must be presented to support the procedure.

Step 2 is **Search for the Best Evidence.** The PICOT format helps to identify key words in the data base search. It is important to remember that each scientific data base has search protocol and a focus. Some data bases are more user friendly than others. This is where the help of a skilled medical librarian is most useful. These professionals are skilled at mining data bases and are excellent teachers when one is learning how to use data bases most effectively. There are four criteria for the mining of a data base that are helpful to keep in mind during the search. One is the soundness of the evidence based approach of the data base (here a librarian is extremely helpful). The second is the comprehensiveness and/or specificity of the resource. Is it pertinent to the clinical practice or patient population you are exploring? Third, the ease of use. This is particularly important for busy professionals who are looking for evidence, but don't have the resources to spend time with complicated decision trees to find the specific piece of evidence to answer the query. Fourth is Availability (Facciano and Snyder). Data bases should be available for searching using the resources provided by the organization or educational facility with which the practice has an affiliation. In the modern world, linkage to world wide sources of evidence are crucial to our EBP process.

Step 3 is **Critically appraise the evidence.** Just because something is in print doesn't mean it's sound evidence. Using the PICOT criteria, one can evaluate the relevance of the articles and studies. They should then be reviewed for validity, reliability and applicability. These are called "keeper studies" (Melnyck, Fineout-Overholt, Stillwell and Williamson, 2010). Issues of the types of instruments used to obtain the data in the studies, did the authors accurately identify and evaluate the key points of the outcomes, was the design of the study appropriate are all questions to ask. Probably the most important question in this step, though, is are the results important and will they help me in my practice? There is a difference between statistically significant results and those that really matter in practice. Many findings can be both, but beware of those that are statistically significant, but won't have a positive impact on actual practice protocol development.

Step 4 of the Melnyk *et al.* formula is **Integration of the Eidence With Clinical Expertise and Patient Preference and Values.** Here is where the judgments of experienced clinicians are very helpful. If there is a protocol that is evidence based but it violates the ethical or moral framework of the patient, than all the evidence in the world is not going to cause the patient to agree to the action. Patient preference for, say the number of treatments that are desired, is going to have a profound effect on the adherence of the patient to the protocol. In another instance, suppose the evidence based protocol suggests that an optimum outcome for a pregnant patient is to have certain screenings done before 12 weeks of gestation has occurred. If those screenings are not available because of financial or environmental constraints, then the protocol is not helpful in that particular practice. However, that information can always be used as leverage when seeking additional resources for practice.

Step 5 is **Evaluate the Outcomes of the Practice Decisions or Changes Based on the Evidence.** It's not enough to just institute a change. The nursing profession is dynamic.

The changes in the evidence base are constant. What was accepted practice in 2000 at the turn of the century may no longer be appropriate. Screening protocols are a good example here. Remember what was discussed about Pap smears or hormonal therapy for menopause? On a hospital based unit note, once the new protocol has been put in place and its use has been tried, it is essential to use some retrospective data (that's another reason why EHRs are so helpful) to determine if the change in protocol is really making a positive difference. For example, if patient protection from falls was a strategic initiative of the unit and an EBP protocol was established and used for say, six months, it would be important to see if the protocol could be linked to the reduction in falls. If that protocol did demonstrate positive results, then good, it can be maintained. But, if there was another factor that was not linked to the protocol and that factor had a larger effect on the number of falls, then the protocol needs revision. It is essential resist the urge to view any protocol as engraved in granite and unchangeable.

Step six is to **Disseminate the Results.** If one thinks back to the beginning of the EBP process and remembers what it was like to ask the question and then find out if anyone had answered it, it will become obvious why dissemination is so important. As nurses, we are not just interested in the health and well- being of those patients with whom we come in contact in our practice. Remember that Florence Nightingale was the first nurse in modern memory to use principles of epidemiology to demonstrate the effectiveness of clean environments on the mortality rate of wounded soldiers. Her concern was not just the survival of the soldiers in the Crimea, but a concern about patients she'd never encountered. Her results were used as justification for changes in protocols in India and in the United States. Even in the nineteenth century, nurses' concerns for patients' welfare was global in scope. It is our modern day obligation as professional to communicate with our colleagues and present posters, podium presentations and publish articles in peer reviewed journals so that the evidence base can be kept vibrant and up to date.

Conclusion

This chapter has the goal of introducing you to Evidence Based Practice as it is used in North America. Some discussion of why it is a nursing role to seek evidence base for protocols in every area that nursing functions has been presented. Screening, primary care and in hospital settings have been used to illustrate EBPs contribution to improving patient outcomes at all levels. The economic and strategic use of EBP has also been considered. The mandate for internet connectivity and the essential nature of international communication to improve patient outcomes has been discussed. The author welcomes comments or questions about the material.

(Elizabeth Barker)

References

· 循 证 护 理 ·

Aiken, L. H. , Clark, P. , Sloan, D. M, and Silber, J. H. (2002). Hospital nurse staffing and patient mortality, nurse burnout, and job dissatisfaction. *Journal of the American Medical Association*, *288*(*16*).

American Nurses Association. *What is Nursing?* Nursing World *retrieved from the World Wide Web 19 November 2012* http://www. nursingworld. org/EspeciallyForYou.

Balas, E. , Boren,S. (2000). *Managing clinical knowledge for healthcare improvements*. Germany, Schattauer Publishing Company.

Facchiano - L. , Snyder, C. (2012). Evidence-based practice for the busy nurse practitioner: Part two: Searching for the best evidence to clinical inquiries. *Journal of the American Academy of Nurse Practitioners* (*24*)11.

Harrison, M. , Graham, I. (2012) Roadmap for a participatory research-practice partnership to implement evidence. *World views on evidence based nursing: Linking Evidence to action* (*9*)4.

Jackson, J, Berbano,E. , O'Malley, P. (2007). Total body imaging retrieved from the world wide web http://www. utdol. com/online/content/topic. do? Key = genr _ med14732& view=print

Malloch, K. , Porter-Ogrady, T. (2006). *Evidence Based Practice* in *Nursing and Health Care. Sudbury, MA, Jones and Bartlett*.

Melnyk, B. and Fineout-Overholt (2011). *Evidence-based practice in nursing and health care* (2ⁿᵈ ed.). Philadelphia, Lippincott, Williams and Wilkins.

Melnyk, B. , Fineout-Overholt, E. , Stillwell, S. , Williamson, K. (2009). Igniting a spirit of inquiry: An essential foundation for evidence-based practice. *American Journal of Nursing* (*109*)11.

Melnyk, B. , Fineout-Overholt, E. , Stillwell, S. , Williamson, K. (2010). The seven steps of evidence-based practice. *American Journal of Nursing* (*110*)1.

Melnyk, B. , Fineout-Overholt, E. , Stillwell, S. , Williamson, K. (2010). Asking the clinical question: A key step in evidence-based practice. *American Journal of Nursing* (*110*)3.

Nightingale, F. (1992). *Notes on nursing*, ed. Victor Skretowicz, Scutari Press

Nightingale, F. (1858). *Notes on matters affecting the health, efficiency and hospital administration of the British army, founded chiefly on the experiences of the last war*.

London, Harrison and Sons.

Minor, D. (2010). Nursing engagement in an intensive care unit. Unpublished Doctor of Nursing Practice project. Columbus, The Ohio State University.

SORT: Key recommendations for practice (2012). American Family Physician (84) 12: 1384.

Schwartz, L. M. , Woloshin, S. , Fowler, F. J. , Welch, H. G. (2004). Enthusiasm for cancer screening in the united states. JAMA 71(1). Physician

Rycroft-Malone, J. (2012). Implementing evidence-based practice in the reality of clinical practice. *World views on evidence based nursing: Linking evidence to action*(*9*)1.

Yang,P. , Hung,C. , Chen,Y, Hu, C. Shieh,S. (2012). Impact of different nursing skill mix models on patient outcomes in a respiratory care center *World views on evidence based nursing*(*9*)4.

Zhang, J. , Van Leuven, K. , Neidlinger, S. (2012). System barriers associated with diabetes management in primary care. *The Journal for Nurse Practitioners* (*8*)10.

图书在版编目(CIP)数据

循证护理/沈小平,〔美〕巴克(Barker,E.),郎思旭主编.—上海:复旦大学出版社,
2013.7(2025.1重印)
(复旦·卓越)
医学职业教育教材.卫生技术与护理专业系列创新教材
ISBN 978-7-309-09775-7

Ⅰ.循…　Ⅱ.①沈…②巴…③郎…　Ⅲ.护理学-医学院校-教材　Ⅳ.R47

中国版本图书馆 CIP 数据核字(2013)第 122597 号

循证护理

沈小平　〔美〕Elizabeth Barker　郎思旭　主编
责任编辑/肖　英

复旦大学出版社有限公司出版发行
上海市国权路 579 号　邮编:200433
网址:fupnet@ fudanpress.com　http://www.fudanpress.com
门市零售:86-21-65102580　团体订购:86-21-65104505
出版部电话:86-21-65642845
上海华业装璜印刷厂有限公司

开本 787 毫米×1092 毫米　1/16　印张 8.5　字数 196 千字
2025 年 1 月第 1 版第 6 次印刷

ISBN 978-7-309-09775-7/R·1310
定价:35.00 元